药物分析中的共性问题

及分析方法探究

李淑贤◎著

中国纺织出版社

内容提要

本书在撰写过程中，力争将侧重点放在药物共性问题和分析方法的探究上，注重知识内容的循序渐进和深入浅出，使全书内容有机、系统的成为一个整体。具体内容包括：绪论，药物分析检验中的鉴别试验，药物分析中的杂质检查，药品含量的测定方法，多种类型药物制剂的分析，生物药物分析，体内药物分析等。本书言语简练，文字流畅，思路清晰，重点突出，内容详略得当，循序渐进，深入浅出，联系实际，是一本值得学习研究的著作。

图书在版编目(CIP)数据

药物分析中的共性问题及分析方法探究 / 李淑贤著. -- 北京：中国纺织出版社，2015.6（2025.4重印）

ISBN 978-7-5180-1633-4

Ⅰ. ①药… Ⅱ. ①李… Ⅲ. ①药物分析 Ⅳ. ①R917

中国版本图书馆 CIP 数据核字(2015)第 120234 号

责任编辑：张向红　　　　责任印制：储志伟

中国纺织出版社出版发行

地址：北京市朝阳区百子湾东里 A407 号楼　邮政编码：100124

销售电话：010—67004422　传真：010—87155801

http://www.c-textilep.com

E-mail:faxing@e-textilep.com

中国纺织出版社天猫旗舰店

官方微博 http://www.weibo.com/2119887771

北京通天印刷有限责任公司印制　各地新华书店经销

2015 年 6 月第 1 版　2025 年 4 月第 3 次印刷

开本：710×1000　1/16　印张：13.5

字数：175 千字　定价：42.00 元

凡购本书，如有缺页、倒页、脱页，由本社图书营销中心调换

前　言

药物是用来预防、治疗、诊断人类疾病，有目的地调节人的生理机能并规定有适应证和用法、用量的特殊商品。为了保证用药的安全、合理与有效，必须对药物进行严格的分析检验，有效地控制药物的质量。在我国加入 WTO 的今天，药物分析（习惯上称为药品检验）显得更加重要，其作用地位日益突出。

药物分析是运用化学的、物理学的、生物学的以及微生物学的方法和技术来研究化学结构已经明确的合成药物或天然药物及其制剂质量的一门学科。它包括药物成品的化学检验、药物生产过程的质量控制、药物贮存过程的质量考察、临床药物分析、体内药物分析等。药物分析能够获取药物的真伪、纯度与含量等理化信息和安全性与有效性等生物学信息，对药品从研发到临床使用等各环节进行全面的质量监督与控制，以保障人们用药的安全与有效。

药物分析的基本程序为取样、鉴别、检查、含量测定、出具检验报告。药物的鉴别就是根据药物的化学结构和物理化学性质，进行某些特定的化学反应，通过测定某些理化常数或光谱特征来判断药物及其制剂的真伪。进行药物分析时，首先要对供试品进行鉴别，必须在鉴别无误的情况下，方可再进行检查、含量测定等分析检验工作，否则是没有意义的。药物中存在的杂质不仅影响药物的质量，有的还能反映生产、流通过程中存在的问题。因此，对杂质进行检查也是药物分析不可缺少的环节。含量测定就是测定药物中主要有效成分的含量，以确定药物的含量是否达到药品标准的规定要求。简而言之，鉴别是用来判定药物的真伪，而检查和含量测定则是用来判定药物质量的优劣。因此，判断一个药物的质量是否符合要求，必须全面考虑鉴别、检查与含量测定三者的检验结果。

本书在撰写过程中，力争将侧重点放在药物共性问题和分析方法的探究上，注重知识内容的循序渐进和深入浅出，使全书内容有机、系统地成为一个整体。力求做到言语简练，文字流畅，思路清晰，重点突出，联系实际，触类旁通。由于药品生产的复杂性和多样性等特点，无法进行全面介绍，因此，本书在撰写过程中，努力做到实用性与先进性。

本书共 7 章。第 1 章绪论，介绍了药品分析的性质、任务、发展，药品检测工作的依据与流程等。第 2 章为药物分析检验中的鉴别试验。第 3 章为药物分析检验中的杂质检查，包括一般杂质和特殊杂质检查两类。第 4 章为药物含量的测定方法，重点介绍了化学分析法。第 5 章为多种类型药物制剂的分析。第 6 章为生物药物分析，重点介绍了前沿的基因工程药物，体现了本书先进性的一面。第 7 章为体内药物分析。

本书侧重药物分析的实用技术，可供药品生产、质检等行业和部门的检验、生产和管理人员，以及大中专院校相关专业的师生和研究人员参考。

由于作者水平有限，撰写时间仓促，书中难免有不如人意之处，恳请广大读者批评指正。

作者

2015 年 4 月

目　录

第1章 绪论

药物从研制开始，如化学合成原料药和生化药物的纯度测定，以及中药提取物中有效化学成分的测定等，就离不开具有高分离效能的分析方法作为"眼睛"来加以判断。药物结构或组成确定后，应建立科学性强的能有效控制药物的性状、真伪、有效性、均一性、纯度、安全性和有效成分含量的综合质量裁定依据，即制订药品质量标准，这需要通过各种有效的分析方法，如物理学的、化学的、物理化学的、生物学的乃至微生物学的方法等来实现。

1.1 药物分析的性质、任务及发展

1.1.1 药物分析的性质

药物分析是运用化学、物理化学或生物化学的方法和技术，研究化学结构已经明确的合成药物或天然药物及其制剂的质量控制方法，也研究有代表性的中药制剂和生化药物及其制剂的质量控制方法。研究的目的是保证药品在临床应用过程中的有效性和安全性。

1.1.2 药物分析的任务

1.1.2.1 药品质量检验

《中华人民共和国药品管理法》规定："药品必须符合国家药品质量标准。"为确保药品的质量，必须严格按照国家药品质量标准，对药品进行严格的分析检验，作出真伪与优劣的判断，提供能否供药用的依据，以确保用药安全与有效。为此，国家设有

专门的负责药品检验的法定机构，如中国药品生物制品检定所及省、市、自治区的各级药品监督检验所。药品生产企业生产的药品必须经过检验，合格者方可出厂；药品经营企业必须对购进的药品进行验收检查，合格者方可入库；医院制剂部门生产的制剂必须进行质量检验，合格者方可使用。因此，药品生产、经营的企业和医院药剂科都设有质量检验部门，对药品质量进行各个环节的层层把关。

1.1.2.2 药品生产过程的质量控制

药品的质量是生产出来的，而不是检验出来的。为了全面控制药品质量，必须对药物的生产过程进行质量控制。因此应积极开展药品从原料、中间体到成品的生产全过程的质量分析检验工作，不断优化生产工艺，提高药品的质量，提高药品质量的科学管理水平，为临床提供优质的药品。

1.1.2.3 药品贮存过程的质量监督与控制

药物分析工作应与药品供应部门密切协作，对药品贮存过程的质量进行观察、检测与科学养护，以便采取科学合理的贮藏条件和管理方法，以确保药物的疗效与安全。

1.1.2.4 临床药物分析

为了保证临床合理用药，应积极开展临床药物分析，掌握药物在体内的吸收、分布、代谢和排泄的规律。通过监测体液药物浓度可用于研究药物本身或药物代谢产物产生毒性的可能性、潜在的药物相互作用、治疗方案的不妥之处，以及用药者对药物治疗依从性等方面的评估，有利于更好地指导临床用药，减少药物的毒副作用，提高药品使用质量。

1.1.3 药物分析的新进展

由于分析化学、电磁学、色谱学、光学、光谱学等技术的发展成就和商品化仪器的问世，药品质量标准要求的提高，药物分析方法不断向微量、灵敏、专属、简易、快速和自动化方向发展。

光谱法中的红外、核磁共振、质谱法等测试方法具有高分辨率，其特征的图谱具有专属性。由于所需样品较多及定量方法尚未成熟等多种原因，主要用于药物的定性分析。近年来，红外分光光度法、核磁共振光谱分析法、质谱分析法等已用于药物的定量分析。

药物色谱分析、药物光谱分析及两谱联用技术是药物分析领域中最主要和最基本的研究手段和方法，发展迅速，新方法层出不穷。如毛细管气相色谱分析法、毛细管电泳分析法、离子色谱分析技术、手性药物的液相色谱分析法、胶束色谱分析法等。两谱联用技术使各种分离手段与灵敏检测技术相结合，更加提高了方法的效能，如气相色谱—红外光谱联用、气相色谱—质谱联用、液相色谱质谱联用、液相色谱核磁共振联用、薄层色谱—紫外光谱鉴定、薄层色谱—荧光光谱鉴定、薄层色谱—红外光谱鉴定及薄层色谱—质谱鉴定等。

数学方法引入检测技术后，使分析检测工作发生了不可估量的变化。如“傅里叶变换”是19世纪由傅里叶提出，通过数学关系进行各种函数的相互变换的数学方法。20世纪70年代以来，傅里叶变换—红外、傅里叶变换核磁共振、傅里叶变换-质谱等先进技术已用于药物分析中。

计算药物分析，是将电子计算机技术、应用数学和经典药物分析在新的层次上的一个“综合”，是药物分析学科的一个新的分支，为药物分析学领域开辟创造了新天地，并向着有关数据库的建立、智能模拟和专家系统方向发展。

1.2 药品检验工作的依据和基本程序

1.2.1 药品检验工作的依据

《中华人民共和国药品管理法》的第六条规定：“药品监督管理部门设置或者确定的药品检验机构，承担依法实施药品审批和药品质量监督检查所需的药品检验工作。”国家食品药品监督管理局（SFDA）直属的国家级药品检验机构是中国药品检验总所，各省、自治区、直辖市药品检验所分别承担各辖区内的药品检验工作。生产企业质监部门一般设中心化验室，负责原、辅料和成品的质量检验；车间可设化验室，负责中间体和半成品的质量检验。

药品检验工作是实施行政监督的重要技术依托和技术支撑，是药品监督保证体系的重要组成部分，是不可分割的一个整体，其工作质量和效率，直接影响药品监管工作的全局，与人民群众的身体健康和生命安全息息相关，具有不可替代的作用。药品检验工作是依照检验目的根据相应品种的质量技术标准通过实验而得出结果和结论。

1.2.2 药品检验工作的基本程序

药品检验工作的基本程序一般可分为取样、鉴别、检查、含量测定、写出检验报告等。

1.2.2.1 取样

是药物分析的第一环节，要从大量的药品中取出少量有代表性的样品进行分析，取样必须要有科学性、真实性和代表性。因此，取样的基本原则应该是均匀、合理。取样时应先检查品名、批号、数量和包装等情况，符合要求后方可取样。取得的样品要妥善保管，同时要注明品名、批号、数量、取样日期及取样人等。在药品质量标准中对每种药品的具体取样方法都有规定。对于化学原料药，取样的件数因产品数量的不同而异。设总件数（如箱、桶、袋、盒等）为 n，当 $n \leqslant 3$ 时，每件取样；当 $3 < n \leqslant 300$ 时，按 $\sqrt{n}+1$ 随机取样；当 $n > 300$ 时，按 $\frac{\sqrt{n}}{2}+1$ 随机取样。制剂取样按具体情况而定。

取样应分批取样，分部位取样。除另有规定外，一般为等量取样，混合后作为样品进行检验。一次取得的样品至少可供 3

次检验用。取样时必须填写取样记录,取样容器和被取样包装上均应贴标签。另外,在接收检品时,除取样量足够检验用外,必须要留样,留样的数量不得少于一次全项检验的用量。

1.2.2.2 鉴别

系指利用理化方法或生物学方法来判断药物及其制剂的真伪。在药物鉴别试验中大多利用两项或两项以上的鉴别试验来全面评价一个药物,因为有时某一项的鉴别试验,只能表示药物的某一组特征,绝不能将其作为判断的唯一依据。如在《中华人民共和国药典》(以下简称《中国药典》)中无机药物氯化钠的鉴别,在其水溶液中进行其钠盐和氯化物的鉴别,而不是只进行钠盐或氯化物的单项鉴别。又如苯巴比妥的鉴别中,除了对其进行丙二酰脲类的鉴别反应外,尚要进行红外光谱的鉴别。

药品的性状是鉴别药品的一个重要依据,在药典中一般把药品的“性状”放在“鉴别”项前单列一项。一般在药物鉴别前,要对药品的性状进行分析,以初步判断其真伪后,再进行下一步的鉴别。在药品“性状”项下,一般对药物的外观、色泽、气味、晶型、物理常数(如熔点、相对密度、吸收系数、比旋度等)进行描述,这些在一定程度上能综合地反映药品的内在质量,在综合评价药物质量优劣方面同样具有重要的意义。例如在《中国药典》中,葡萄糖性状项目中,有晶型、颜色、气味、溶解度、比旋度等项目;维生素B. 有晶型、颜色、气味、溶解度、吸收系数等项目;水杨酸性状项目中有晶型、颜色、气味、溶解度、熔点等项目。

1.2.2.3 检查

《中国药典》(2010年版)凡例中规定:“检查项下包括反映药物的安全性、有效性的试验方法和限度、均一性与纯度等制备工艺要求等内容。”有效性通常以动物实验为基础。最终以临床疗效来评价;纯度即药物的纯杂程度,主要是对生产或储存过程中引入及产生的杂质进行“限度检查”;均一性包括含量均匀性、溶出度、释放度、装量差异、生物利用度等;安全性包括热原或细菌内毒素检查、无菌检查、毒性试验、刺激性试验、过敏性试验、升压或降压物质检查等;对制剂还有按其通则要求进行一般质量检查,如片剂要求检查重量差异、崩解时限等。

1.2.2.4 含量测定

是测定药物中主要有效成分的含量(或效价)。一般采用化学分析、仪器分析或生物测定方法来测定,以确定药物的含量是否符合药品标准的规定要求。如用碘量法测定维生素C的含量;采用非水滴定法测定肾上腺素的含量;采用高效液相色谱法测定盐酸肾上腺素注射液的含量。有些药物还采用微生物测定法测定控制其质量,如硫酸庆大霉素的含量测定。

判断一个药物质量是否符合要求,必须全面考虑鉴别、检查与含量测定三者的检验结果,只有这样才能正确评价一个药物的质量。

1.2.2.5 记录与报告

药品检验及其结果必须要有完整的原始记录。全部项目检验完毕后,应写出检验报告,并根据检验结果得出明确结论。经检验所有项目符合规定者,应作出符合规定的结论,否则应提出不符合规定的项目及相应结论。

原始记录是记载工作成果的原始资料,也是判定药物质量、问题追溯的原始依据。记录要真实、完整、清晰,应用专用记录本记录。记录宜用能长期保留记录的专用笔书写,不得任意涂改,如需更正,在错误的地方画上单线或双线,在旁边改正重写,并应签名或盖章。原始记录应无缺页缺损,妥善保存,备查。

1.3 全面控制药品质量的科学管理

药品质量的控制是一项涉及多方面多学科的综合性工作,药品质量的全面控制涉及药品的研究、生产、供应、使用等多个环节。为了确保药品的质量,除了对成品进行严格的分析检验以外，还必须在药物的研究、生产、供应、使用等各个环节严格执行质量管理规范。

目前，我国已颁布实施的药品质量管理规范有：

《药品非临床研究质量管理规范》(Good Laboratory Practices. GLP)

《药品生产质量管理规范》(Good Manufacture Practice, GMP)

《药品经营质量管理规范》(Good Supply Practice, GSP)

《药品临床试验质量管理规范》(Good Clinical Practice, GCP)

GLP、GMP、GSP、GCP 反映了全面控制药品质量科学管理的四个方面，作为药物分析工作者有责任积极参与和研究，并严格执行有关的规定。

第 2 章　药物分析检验中的鉴别试验

所谓鉴别就是依据药物的组成、结构与性质通过化学反应、仪器分析或测定物理常数，来判断药物的真伪。鉴别项下规定的试验方法，仅适用于判别药品的真伪，对于原料药还应结合性状项下的外观和物理常数进行确认。本章讨论鉴别药物常用的方法和药物一般鉴别试验，其中以化学鉴别法、紫外分光光度法、红外光谱法、熔点测定法和薄层色谱法为尤为重要。

2.1　概述

进行药物分析时，首先要对供试品进行鉴别（identification test），必须在鉴别无误的情况下，方可再进行检查、含量测定等分析检验工作，否则是没有意义的。它们是顺序关系，均居同样重要的地位。选用鉴别方法的原则，必须准确、灵敏、简便、快速。鉴别主要根据该药物的化学结构以及它的理化性质来进行试验。药物的鉴别试验主要用来证实鉴别对象是否为标签所示的药物，但不能用来鉴别未知物。对于原料药，还应结合性状项下的外观和物理常数进行确认，作为鉴别试验的补充。

2.1.1　药物鉴别的主要项目

2.1.1.1　性状鉴别

药物的性状反映了药物所特有的物理性质，一般包括外观、嗅、味、溶解度以及其他一些物理常数等。

2.1.1.2　一般性鉴别

药物的一般性鉴别以药物的化学结构、物理化学性质为依据，通过特殊的化学反应来鉴别药物的真伪。对于无机药物，通常根据其组成的阴离子和阳离子的特殊反应来进行；而对有机药物则大都采用典型的官能团反应。

一般鉴别试验只能用来确认单一的化学药物，如为数种化学药物的混合物或有干扰物质存在时，除另有规定外，应不适用。一般鉴别试验囊括的范围广泛，内容丰富，主要有：有机酸盐类（水杨酸盐、枸橼酸盐、乳酸盐、苯甲酸盐、酒石酸盐）；无机金属盐类（钠盐、钾盐、锂盐、钙盐、钡盐、铵盐、镁盐、铁盐、铝盐、锌盐、铜盐、银盐、汞盐、铋盐、锑盐、亚锡盐）；丙二酰脲类；托烷生物碱类；芳香第一胺类；有机氟化物类；无机酸盐类（亚硫酸盐或亚硫酸氢盐、硫酸盐、硝酸盐、硼酸盐、碳酸盐与碳酸氢盐、醋酸盐、磷酸盐、氯化物、溴化物、碘化物）。

还需指出的是，经过一般鉴别试验只能证实是某一类药物，而不能证实具体是哪一种药物。例如，经一般鉴别反应的钾盐试验，只能证实某一药物为钾盐，但不能确认到底是氯化钾、苯甲酸钾，还是其他某一种钾盐药物。要想最后证实被鉴别的物质到底是哪一种药物，必须在一般鉴别试验的基础上，再进行专属鉴别试验。

2.1.1.3　专属性鉴别

上面提到，要具体证实某一种药物，除了一般性鉴别外，还必须进行药物的专属性鉴别试验。专属鉴别根据药物间化学结构的差异及其所引起的物理化学性质的不同，选用某些特有的灵敏定性反应，来鉴别药物的真伪，是具体证实某一种药物的依据。

综上所述，一般鉴别试验是以某些类别药物的共同化学结构为依据。根据其相同的物理化学性质来进行药物真伪的鉴别，以区别不同类别的药物。而专属鉴别试验，则是在一般鉴别试验的基础上，利用各种药物的化学结构差异，来鉴别药物，以区别同类药物或具有相同化学结构部分的各个药物单体，达到最终确认药物真伪的目的。

2.1.2 鉴别试验的灵敏度

鉴别反应的灵敏度通常用“检出限量”和“最低浓度”来表示。

检出限量是在一定条件下，某反应所能检出的该物质的最小质量，最低浓度是指在一定条件下，被检出物质能得到肯定结果的最低浓度。

例如用 K_2CrO_4 鉴定 Pb^{2+}，当稀释至200000ml溶液中含有1g($10^6\mu g$)时，取一滴溶液(相当于0.05ml)加入 K_2CrO_4 试剂，还能观察到黄色的 $PbCrO_4$ 沉淀析出，那么可以根据所取试液的体积和检出限量、最低浓度的关系来表示鉴定反应的灵敏度。

另外，检出限量和最低浓度是相互关联的，只用一种方式是不全面的。因为虽然达到最低浓度，如果所取体积太小，被测物质将达不到检出限量，不可能观察到反应现象；如果被测物质的量足够了，但体积太大，达不到最低浓度，反应也不可能发生。

对于同一种物质，不同的鉴别反应具有不同的灵敏度。例如表2-1所示的铅离子的几种鉴别反应的灵敏度。

表2-1 铅离子的几种鉴别反应的灵敏度

试剂	反应产物及颜色	最低浓度($\mu g \cdot ml^{-1}$)	检出限量(μg)
HCl	$PbCl_2$，白	500	25
K_2CrO_4	$PbCrO_4$，黄	5	0.25
双硫腙	双硫腙铅，砖红	0.8	0.04

应该指出，鉴别反应的灵敏度与反应有关，而且与反应进行的方法有关。同一鉴别反应由于操作条件不同，灵敏度也不一样，例如在滤纸上进行的鉴别反应，一般比在点滴板上进行的高出5倍以上。因此，当谈到某鉴别反应的灵敏度时，总要把这个反应同它的进行条件联系在一起。

还应该指出，鉴别反应的灵敏度不是从理论上得来的计算值，而是用逐步降低被测物质浓度的方法由实验获得的。每次平行地取多个含被测物质的溶液，逐步稀释，直到试验总次数的半数能得到肯定结果，这时的浓度为最低浓度。

2.1.3　鉴别反应的选择性

一种试剂只与几种物质起反应，我们把该反应称为选择性反应，该试剂称为选择性试剂。如果一种试剂只与一种物质起反应，则这一反应的选择性最好，称为专属反应或特效反应，该试剂为专属试剂或特效试剂。一种试剂能和多种物质起反应，这种反应的选择性就不好。

例如，NH_4^+ 与 NaOH 作用生成氨气（NH_3），具有特殊气味，并使红色石蕊试纸变蓝，通常认为这是 NH_4^+ 的专属反应。而 K_2CrO_4 与 Pb^{2+} 生成黄色沉淀，但它亦能与 Ba^{2+}、Sr^{2+} 等起作用，也生成黄色沉淀，所以当它们共存时，就不能断定黄色沉淀是不是 $PbCrO_4$ 了，所以该反应的选择性较差。

到目前为止，特效反应并不多，而且所谓的特效反应也并非绝对专一，而是相对于一定条件而言的。比如鉴定 NH_4^+ 的反应如果在热的 NaOH 介质中，CN^- 也可以与其反应放出氨气。当 Ba^{2+}、Sr^{2+} 同时存在时，以 CrO_4^{2-} 检验 Ba^{2+}，如果反应在 HAc-NaAc 缓冲溶液中进行，由于溶液的酸度足以使 CrO_4^{2-} 的平衡浓度降低，进而使 $SrCrO_4$ 沉淀不能析出，而 $BaCrO_4$ 的溶解度比 $SrCrO_4$ 小，这时仍能析出沉淀，从而提高了反应的选择性。

分析工作者一方面要努力寻求特效试剂，另一方面还要创造条件，使干扰物质的反应不能发生，这样就有可能使原来选择性比较差的反应的选择性有所改善，甚至变为特效反应。

目前，提高鉴别反应选择性的主要途径有：控制溶液的酸度，加入掩蔽剂，分离干扰物质和附加补充试验等。后者是通过附加一些补充试验的办法，将鉴别物质与干扰物质加以区分。必须指出，在选择鉴别反应时，需要同时考虑反应的灵敏度和选择性，应该在灵敏度能满足要求的条件下，尽量采用选择性高的反应。

2.1.4 空白试验和对照试验

在鉴别反应中，选用的鉴别反应的灵敏度都很高，但有时并不能完全保证鉴别的可靠性，主要由以下两个原因。首先，溶剂、辅助试剂或器皿等可能引进外来离子，从而被当作试液中存在的离子而鉴定出来；其次，试剂失效或反应条件控制不当，而使鉴别反应的现象不明显或得出否定的结果。

对于第一种情况可以通过空白试验来解决。

所谓空白试验就是在鉴别反应的同时，另取一份配制试样溶液用的蒸馏水代替试液，然后以同样的方法进行试验。

空白试验用来检查试剂或蒸馏水中是否含有被鉴别的物质。例如在 HCl 溶液中用 NH_4SCN 鉴别 Fe^{3+} 时得到浅红色溶液，表示有微量铁存在。为了进一步弄清 Fe^{3+} 是否为原试样所有，可另取配制试液的蒸馏水和 HCl 溶液以同样的方法进行实验，如果得到同样的浅红色，说明此微量 Fe^{3+} 并非原试样所有，若得到更浅的红色或者无色，说明试样中确有微量 Fe^{3+}。

对于第二种情况，即当鉴别反应不够明显或现象异常时，往往要作对照试验。

对照试验是用已知溶液代替试液，用同样方法进行的试验，用来检查试剂是否失效或反应条件是否控制准确。例如用 $SnCl_2$ 溶液鉴别 Hg^{2+} 时，未出现黑色沉淀，可认为无 Hg^{2+} 存在。但是考虑到 $SnCl_2$ 溶液容易在空气中被氧化而失效，故取少量已知 Hg^{2+} 溶液，加入 $SnCl_2$ 溶液，如未出现黑色沉淀，说明 $SnCl_2$ 溶液失效，此时应该重新配制溶液。

需要指出的是，在定量分析（如药物含量测定）中也用到空白试验和对照试验。它们用来检验和消除系统误差。与上述相比，其含义不尽相同。

2.1.5　鉴别试验的条件

鉴别试验除了要具有能觉察到明显的化学变化或物理特性外，同时还要控制适当的反应条件，以达到鉴别的准确、灵敏、快速、简便等要求。也就是说，鉴别试验应该是在规定的条件下完成，否则鉴别试验的结果是不可信的。

2.1.5.1　溶液的浓度

溶液的浓度主要是指被鉴别药物的浓度，但是在鉴别试验中也不能忽视所用各种试剂的浓度。鉴别试验多采用观测沉淀、颜色或各种光学参数的变化，来判定结果，因此药物和有关试剂的浓度都会直接影响上述的各种变化。比如对离子反应的颜色来说，若被检离子的浓度太低，而与试剂作用所产生的颜色太浅，则不易鉴别；对沉淀的生成来说，只有溶液中的反应离子浓度的乘积超过该沉淀的溶度积时才能发生。因此，只有供试品溶液的浓度达到足够要求时，才能达到预期的效果，故在有些工作中为了提高供试品溶液的浓度常采用将供试品溶液浓缩、蒸干等措施。

2.1.5.2　溶液的温度

温度对化学反应的速率有显著的影响，且其影响比较复杂。多数化学反应随温度升高反应速率增大。一般来说，温度每升高10K，反应速度大约增加2～4倍。这是一个十分近似的规律。1889年阿伦尼乌斯(Arrhenius)在总结大量试验事实的基础上，提出了反应速率与温度的定量关系式：

$$\ln\kappa = -\frac{E_a}{RT} + \ln A$$

式中，E_a 为反应的活化能，κ 为速率常数，R 为摩尔气体常数($8.315\text{J}\cdot\text{mol}^{-1}\cdot\text{K}^{-1}$)，$A$ 为“指前因子”，对于指定反应来说为一常数，e 为自然对数的底($e=2.718$)。由上式可知，κ 与温度 T 成指数关系，温度微小的变化将导致是值较大的变化，因此在进行鉴别试验时，必须注意温度的影响。

2.1.5.3 溶液的酸碱度

许多鉴别反应都需要在一定酸碱度(一定 pH)下才能进行。如沉淀反应,从酸性溶液中,不可能析出可溶于酸的沉淀;同样在碱性溶液中,不可能析出溶于碱的沉淀;若生成的沉淀产物既可溶于酸又可溶于碱,则只能在中性环境进行沉淀。因此,在鉴别试验时应根据反应物和产物的性质,调节至需要的酸碱度,创造有利于正反应发生的条件,使生成物处于稳定和易于观测的状态。

2.1.5.4 干扰组分的存在

在鉴别试验中,药物结构中的其他部分或药物制剂中的其他组分也可参加鉴别反应,对鉴别试验结果产生干扰,就会混淆试验结果。这时必须选择专属性更高的鉴别反应来消除干扰或采取分离手段将干扰组分分离。

2.1.5.5 试验时间

一般来说,有机化合物所产生的化学反应与无机化合物不同,许多无机反应进度很快,其反应为离子反应,它是依靠离子间的静电引力,故结合较迅速。而有机化合物的反应,一般来说者 B 是分子之间的反应,化学反应能否顺利进行,依赖于原有共价键断裂和新价键形成的难易,这些价键的更替需要一定的反应时间和条件,同时有机反应比较复杂,化学反应过程中,有时存在着许多中间阶段,有时还要加催化剂才能进行。因此,使鉴别反应完成,需要一定时间。

2.2 药物鉴别的方法

2.2.1 化学鉴别法

根据药物与化学试剂在一定条件下发生离子反应或官能团反应产生不同颜色,生成不同沉淀,放出不同气体,呈现不同荧光，从而做出定性分析结论。如果供试品的反应现象和质量标准中的鉴别项目和反应相同，则认定为同一种药物。

化学鉴别法是药物分析中最常用的鉴别方法。它有一定的专属性和灵敏度，且简便易行。

如阴阳离子鉴别反应的专属性、灵敏度都比较高。所以，简单无机药物只要用阴阳离子分析就可确定其成分。而有机定性分析也有一定的专属性，把几种有机定性分析反应综合起来进行分析归纳，就可以作出准确结论。

2.2.2　紫外-可见分光光度法

2.2.2.1　适用范围

含有芳环或共轭双键的药物在紫外光区有特征吸收，含有生色团和助色团的药物在可见光区有特征吸收，它们都可用紫外-可见分光光度法进行鉴别。本法有一定的灵敏度和专属性，应用范围广，使用频率高。同时，紫外-可见分光光度计的普及率高，操作也比较简便，在药检工作中易于为大家所接受。其应用范围仅次于化学鉴别法。《中国药典》二部中只用紫外-可见分光光度法鉴别的药物较少，本法大都与其他方法结合进行鉴别。例如，与化学鉴别法或红外光谱法联合进行鉴别。

2.2.2.2　具体做法用

分光光度法鉴别药物的方法有四种，采用这些方法可以适当提高本法的专属性。

(1)对比吸收曲线的一致性

按药品质量标准将供试品和对照品用规定溶剂分别配成一定浓度的溶液，在规定波长区域内绘制吸收曲线，供试品和对照品的图谱应一致。这里所谓的一致是指吸收曲线的峰位、峰形和相对强度均一致。例如，鉴别己烯雌酚注射液时，就用等体积的乙醇和磷酸氢二钾溶液(2→100)混合，将供试品和对照品分别配成 0.01m/ml 的溶液，在 250～450nm 区间绘制吸收曲线，供试品和对照品的图谱应一致。

(2)对比最大吸收波长和相应吸光度的一致性

按药品质量标准将供试品用规定溶剂配成一定浓度的供试液,按分光光度法在规定波长区域内测定最大吸收波长和相应的吸光度,与药品质量标准中规定的最大吸收波长和相应的吸光度对比,如果相同就是同一种药物。药典中所讲的"吸光度约为A"是指测定值应在A±5%A以内。USP规定供试品一律与对照品对比,其最大吸收波长应与对照品一致,相应的吸光度与对照品吸光度的误差一般不得超过±2%。

(3)对比最大吸收和最小吸收波长的一致性

例如鉴别布洛芬片时,用0.4%氢氧化钠溶液配成含布洛芬0.2mg/ml的溶液,按分光光度法测定吸光度,在265nm和273nm波长处有最大吸收,在245nm和271nm波长处有最小吸收,在259nm处有一肩峰。

(4)对比最大、最小吸收波长和相应吸光度比值的一致性

例如鉴别维生素B_{12},注射液时,用水配成含维生素B_{12} 25μg/ml的溶液,按分光光度法测定吸光度,在361nm和550nm波长处有最大吸收,361nm和550nm波长处吸光度比值应为3.15～3.45。又如鉴别维生素K_1时,用三甲基戊烷制成10μg/ml溶液,按分光光度法测定,在243、249、261、270nm波长处有最大吸收,在228、246、254、266nm波长处有最小吸收,254nm处和249nm处吸光度之比应为0.70～0.75。

2.2.3 红外光谱法

有机药物在红外光区有特征吸收,药物分子的组成、结构、官能团不同时,其红外光谱也不同。药物的红外光谱能反映药物分子的结构特点,具有专属性强、准确度高的特点,是验证已知药物的有效方法。在药品化学结构比较复杂、相互之间差异较小,用颜色反应、沉淀生成或紫外分光光度法不足以相互区分时,采用红外光谱法常可有效地解决。国内外药典都广泛使用

红外光谱法鉴别药物的真伪，鉴别品种不断增加，所起作用日益扩大。用本法鉴别药物时，常用直接法：即将供试品的红外光谱与相应的标准红外光谱直接比较，核对是否一致，如不一致，应按该药品谱图中备注的方法进行预处理以后再行绘制、核对。也可采用对照品法：即将供试品与相应的对照品在同样条件下绘制红外吸收光谱，直接对比是否一致。前一方法简便，但无法消除不同仪器和不同操作条件造成的差异；后一方法没有以上缺点，不足之处是对照品不易得到，因此《中国药典》一般均采用前一种方法。用红外光谱鉴别药物时，也常将供试品的红外光谱和标准图谱或对照品图谱，按吸收峰的强度由强到弱的顺序，逐个记录第一强峰（A）、第二强峰（B）和第三强峰（C）的波数，相互对比。这些强峰往往反映了药物分子的主要官能团或主要结构特征，对鉴别药物的真伪有重要作用。

用本法鉴别药物时，《中国药典》要求按指定条件绘制供试品的红外光吸收图谱，与《药品红外光谱集》中的相应标准图谱对比，如果峰位、峰形、相对强度都一致时，即为同一种药物。而 USP 规定用供试品和对照品同时绘制红外光谱，供试品图谱中的最大吸收波数应与对照品图谱一致（《中国药典》中只有头孢拉定和盐酸倍他司汀两种药物用对照品比较法进行鉴别）。BP 则主要采用与标准红外光谱对比法，也用对照品对比法。JP 两种方法都有采用。

红外光谱法的专属性强，但绘制光谱时受外界条件影响较大，图谱容易发生变异。为了确保鉴别结果准确无误，《中国药典》不单独用本法进行鉴别，常与其他理化方法联合进行鉴别。由此看出在鉴别药物真伪方面《中国药典》所持的严谨态度。

2.2.4　熔点测定法

熔点系指一种物质照药典方法测定时，由固体熔化成液体的温度，熔融同时分解的温度，或在熔化时自初熔至全熔的一段温度。某些药品具有一定的熔点，测定熔点可以区别或检查药品的纯杂程度。国内外药典均用熔点测定法鉴别有机药物的真伪。可以测定供试品本身的熔点,也可以将供试品按药典规定制成衍生物后,测定衍生物的熔点。随着红外光谱法和色谱法的逐步推广,熔点测定法有减少的趋势。

2.2.5 薄层色谱法

同一种药物在同样条件下的薄层色谱行为是相同的,依此可以鉴别药物及其制剂的真伪。将供试品和对照品按药典规定,用同种溶剂配成同样浓度的溶液,在同一薄层板上点样、展开、显色,供试品所显主斑点的颜色、位置应与对照品的主斑点相同。薄层色谱法是一种简易的方法,其应用范围日益扩大。

2.3 药物的一般鉴别试验

2.3.1 无机阴离子的鉴别

2.3.1.1 氟化物的鉴别

含氟、氯、溴、碘元素的药物,应根据卤素在分子中所处的状态,选择适宜的预处理方法。无机盐可以直接取样鉴别,有机卤素化合物则应根据卤素与有机分子结合的牢固程度选择适宜的方法进行有机破坏后再进行鉴别。

含氟的药物一般为有机氟化物,在鉴别前应先进行有机破坏。方法为:取供试品约7mg,照氧瓶燃烧法进行有机破坏,用水20ml与0.01mol/L氢氧化钠溶液6.5ml为吸收液,待燃烧完毕后,充分振摇;取吸收液2ml,加茜素氟蓝试液0.5ml,再加12%醋酸钠的稀醋酸溶液0.2ml,用水稀释至4ml,加硝酸亚铈试液0.5ml,即显蓝紫色,同时做空白对照试验。

在上述方法中,有机氟化物经氧瓶燃烧法破坏后,被碱性溶液吸收成为无机氟化物后,与茜素氟蓝和硝酸亚铈试液在pH值4.3的弱酸性条件下生成蓝紫色配位化合物。

反应式为：

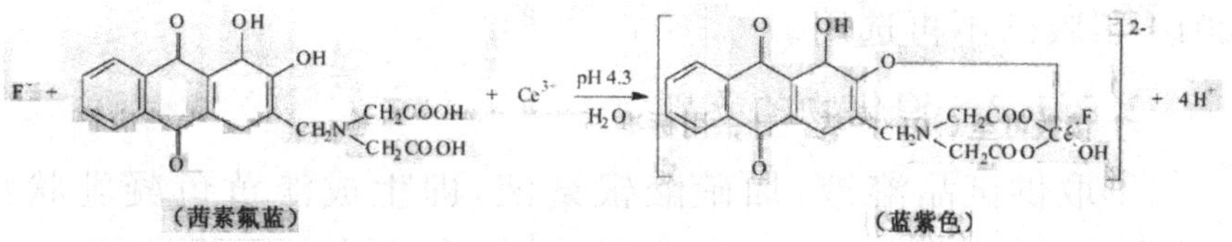

$F^- +$（茜素氟蓝）$+ Ce^{3+} \xrightarrow[H_2O]{pH\ 4.3}$（蓝紫色）$+ 4H^+$

（茜素氟蓝）　　　　（蓝紫色）

常见的含氟元素的药物如地塞米松、倍他米松、哈西奈德等肾上腺皮质激素，氧氟沙星、环丙沙星和依诺沙星等喹诺酮类抗菌药，有机破坏后均可采用本法进行鉴别。

2.3.1.2　氯化物的鉴别

①取供试品溶液，加稀硝酸使成酸性后，加硝酸银试液，即生成白色凝乳状沉淀；分离，沉淀加氨试液即溶解，再加稀硝酸，沉淀复生成。

反应式为：

$$Cl^- + Ag^+ \longrightarrow AgCl\downarrow\text{（白色絮状沉淀）}$$

$$AgCl + 2NH_3 \longrightarrow [Ag(NH_3)_2]^+ + Cl^-$$

$$[Ag(NH_3)_2]^+ + Cl^- + 2H^+ \longrightarrow AgCl\downarrow + 2NH_4^+$$

②取供试品少量，置试管中，加等量的二氧化锰，混匀，加硫酸湿润，缓缓加热，即产生氯气，能使湿润的碘化钾淀粉试纸显蓝色。

反应式为：

$$2Cl^- + MnO_2 + 4H^+ \longrightarrow Mn^{2+} + Cl_2\uparrow + 2H_2O$$

$$Cl_2 + 2I^- \longrightarrow 2Cl^- + I_2$$

含氯元素的药物很多。有些药物是以有机氯的形式存在，但更多的是有机药物为增加溶解性能而制备成的盐酸盐。无机盐一般可直接取样进行鉴别；生物碱或其他有机碱的盐酸盐，须先加氨试液使成碱性，将析出的沉淀滤过除去，取滤液进行试验；有机氯的药物则需先行有机破坏后进行鉴别。例如，《中国药典》(2010 年版)盐酸二甲双胍的鉴别：本品的水溶液显氯化物的鉴别反应。又如，非诺贝特的鉴别：取本品约 20mg，照氧瓶燃烧法进行有机破坏，以 0.4％氢氧化钠溶液 10ml 为吸收液，待燃烧完毕后加稀硫酸酸化，放冷，溶液显氯化物的鉴别反应。

本法曾为《中国药典》(2005 年版)的方法,由于操作较繁琐,2010 年版已不再选用。

2.3.1.3 溴化物的鉴别

①取供试品溶液,加硝酸银试液,即生成淡黄色凝乳状沉淀;分离,沉淀能在 I 氨试液中微溶,但在硝酸中几乎不溶。

反应式为:

$$Br^- + Ag^+ \longrightarrow AgBr\downarrow$$

②取供试品溶液,滴加氯试液,溴即游离,加三氯甲烷振摇,三氯甲烷层显黄色或红棕色。

反应式为:

$$2Br^- + Cl_2 \longrightarrow Br_2 + 2Cl^-$$

常见的含溴元素的药物有氢溴酸东莨菪碱和氢溴酸烯丙吗啡等生物碱的氢溴酸盐,以及苯扎溴铵、度米芬、溴新斯的明等,均可采用本法或有机破坏后采用本法进行鉴别。

2.3.1.4 碘化物的鉴别

①取供试品溶液,加硝酸银试液,即生成黄色凝乳状沉淀;分离,沉淀在硝酸或氨试液中均不溶解。

反应式为:

$$I^- + Ag^+ \longrightarrow AgI\downarrow$$

②取供试品溶液,加少量的氯试液,碘即游离;如加三氯甲烷振摇,三氯甲烷层显紫色;如加淀粉指示液,溶液显蓝色。

反应式为:

$$2I^- + Cl_2 \longrightarrow I_2 + 2Cl^-$$

常见的含碘元素的药物有泛影酸和胆影酸等诊断用药,以及碘化钾和碘酸钾等补碘剂,均可采用本法或有机破坏后采用本法进行鉴别。

2.3.1.5 硫酸盐的鉴别

①取供试品溶液,加氯化钡试液,即生成白色沉淀;分离,沉淀在盐酸或硝酸中均不溶解。

反应式为：

$$SO_4^{2-} + Ba^{2+} \longrightarrow BaSO_4 \downarrow$$

②取供试品溶液，加醋酸铅试液，即生成白色沉淀；分离，沉淀在醋酸铵试液或氢氧化钠试液中溶解。

反应式为：

$$SO_4^{2-} + Pb(Ac)_2 \longrightarrow PbSO_4 \downarrow + 2Ac^-$$

$$PbSO_4 + 2Ac^- \longrightarrow Pb(Ac)_2 + SO_4^{2-}$$

$$PbSO_4 + 4OH^- \longrightarrow PbO_2^{2-} + SO_4^{2-} + 2H_2O$$

$PbSO_4$ 沉淀遇醋酸生成离解度极小的醋酸铅而溶解；又因为铅具有酸碱两性，$PbSO_4$ 沉淀遇 NaOH 也可溶解。

③取供试品溶液，加盐酸，不能生成白色沉淀，从而与硫代硫酸盐相区别。

临床上为硫酸盐的药物很多。无机盐一般可直接取样进行鉴别，含硫元素的药物经处理成硫酸盐的形式后，也可采用硫酸盐的反应进行鉴别。例如，《中国药典》(2010 年版)注射用硫喷妥钠的鉴别：取本品约 0.2g，加氢氧化钠试液 5ml 与醋酸铅试液 2ml。生成白色沉淀；加热后，沉淀变为黑色。

2.3.1.6　硝酸盐的鉴别

①取供试品溶液，置试管中，加等量的硫酸，小心混合，冷后，沿管壁加硫酸亚铁试液，使成两液层，接界面显棕色。

反应式为：

$$3Fe^{2+} + NO_3^- + 4H^+ \longrightarrow 3Fe^{3+} + NO + 2H_2O$$

$$Fe^{2+} + NO \longrightarrow Fe(NO)^{2+}$$

在溶液中，Fe^{2+} 与 NO 作用生成棕色配位离子。操作时应缓慢小心沿管壁加硫酸亚铁试液，应使成两液层，观察液层接界面的颜色。

②取供试品溶液，加硫酸与铜丝(或铜屑)，加热，即发生红棕色的蒸气。

反应式为：

$$Cu + 2NO_3^- + 4H^+ \xrightarrow{\Delta} Cu^{2+} + 2NO_2 \uparrow + 2H_2O$$

③取供试品溶液，滴加高锰酸钾试液，紫色不应褪去，从而与亚硝酸盐相区别。

常见为硝酸盐的药物多为生物碱的硝酸盐，如硝酸毛果芸香碱等，可采用本法进行鉴别。

2.3.1.7 磷酸盐的鉴别

①取供试品的中性溶液，加硝酸银试液，即生成浅黄色沉淀；分离，沉淀在氨试液或稀硝酸中均易溶解。

$$PO_4^{3-} + 3Ag^+ \longrightarrow Ag_3PO_4 \downarrow$$

$$Ag_3PO_4 + 2H^+ \longrightarrow 3Ag^+ + H_2PO_4^-$$

②取供试品溶液，加氯化铵镁试液，即生成白色结晶性沉淀。反应式为：

$$HPO_4^{2-} + NH_3 + Mg^{2+} \longrightarrow MgNH_4PO_4 \downarrow$$

氯化铵镁试液，又称镁混合试剂，由 $MgCl_2$、NH_3 和 NH_4C1 组成。

③取供试品溶液，加钼酸铵试液与硝酸后，加热即生成黄色沉淀；分离沉淀，沉淀能在氨试液中溶解。

反应式为：

$$PO_4^{3-} + 3NH_4^+ + 12MoO_4^{2-} + 24H^+ \longrightarrow (NH_4)_3[P(Mo_3O_{10})_4] \downarrow + 12H_2O$$

$$(NH_4)_3[P(Mo_3O_{10})_4] + 23NH_4OH \longrightarrow (NH_4)_2HPO_4 + 12(NH_4)_2MoO_4 + 11H_2O$$

常见为磷酸盐的药物有磷酸氢钙、磷酸可待因、磷酸丙吡胺等，以及磷酸哌嗪、磷酸伯氨喹和磷酸哌喹等抗疟药，均可采用本法进行鉴别。

2.3.2 无机阳离子的鉴别

2.3.2.1 钠盐的鉴别

①取铂丝，用盐酸湿润后，蘸取供试品，在无色火焰中燃烧，

火焰即显鲜黄色。

钠的火焰光谱在可见光区有 589.0、589.6nm 主要谱线，故其燃烧的火焰显黄色。本反应灵敏，最低检出量为 0.1ng 钠离子。

②取供试品约 100mg，置 10ml 试管中，加水 2ml 溶解，加 15%碳酸钾溶液 2ml，加热至沸，不得有沉淀生成；加焦锑酸钾试液 4ml，加热至沸，置冰水浴中冷却，必要时，用玻棒摩擦试管内壁，应有致密的沉淀生成。

反应式为：

$$2Na^+ + K_2H_2Sb_2O_7 \longrightarrow 2K^+ + Na_2H_2Sb_2O_7$$

钠离子与焦锑酸钾作用，在一定浓度的乙醇溶液中生成难溶的焦锑酸钠沉淀，所产生的浊度与钠含量在一定范围内呈直线关系。由于反应中生成物的溶解度较大，所以反应后应置冰水浴中冷却，必要时，还需用玻璃棒摩擦试管壁，以促进沉淀的生成。

临床上以钠盐形式存在的药物很多。在质量标准中上述两个反应可同时使用，也可单独使用焰色反应。

2.3.2.2　钾盐的鉴别

①取铂丝，用盐酸湿润后，蘸取供试品，在无色火焰中燃烧，火焰即显紫色。

钾的火焰光谱在可见光区有 766.49、769.90mm 等主要谱线，故钾盐的燃烧火焰显紫色。如有钠盐共存，因钠焰灵敏度很高，对钾焰的观察有干扰，需透过蓝色钴玻璃将钠焰黄色滤去，此时观察到的火焰显紫色。

②取供试品，加热炽灼除去可能杂有的铵盐，放冷后，加水溶解，再加 0.1%四苯硼钠溶液与醋酸，即生成白色沉淀。

反应式为：

$$K^+ + [B(C_6H_5)_4]^- \longrightarrow K[B(C_6H_5)_4]\downarrow$$

常见的钾盐药物有青霉素钾、枸橼酸钾、高锰酸钾以及氯化钾等，均可采用本法进行鉴别。

2.3.2.3　钙盐的鉴别

①取铂丝，用盐酸湿润后，蘸取供试品，在无色火焰中燃烧，

火焰即显砖红色。

钙的火焰光谱在可见光区有622、554、442.67、602nm几条主要谱线，其中以622 nm波长的谱线最强，故钙盐的燃烧火焰显砖红色。

②取供试品溶液(1→20)，加甲基红指示液2滴，用氨试液中和，再滴加盐酸至恰呈酸性，加草酸铵试液，即生成白色沉淀；分离，沉淀不溶于醋酸，但可溶于盐酸。

反应式为：

$$Ca^{2+}+C_2O_4^{2-}\xrightarrow[pH\approx 4]{}CaC_2O_4\downarrow$$

草酸钙沉淀在醋酸中不溶，在盐酸等强酸中可生成草酸而使沉淀溶解。

常见的钙盐药物有葡萄糖酸钙、乳酸钙、氯化钙、碳酸钙等补钙剂，均可采用本法进行鉴别。

2.3.2.4 铵盐的鉴别

①取供试品，加过量氢氧化钠试液后，加热，即发生氨臭；遇用水湿润的红色石蕊试纸，能使之变蓝色，并能使硝酸亚汞试液湿润的滤纸显黑色。

反应式为：

$$NH_4^{+}+OH^{-}\longrightarrow NH_3\uparrow+H_2O$$

$$4NH_3+2Hg_2(NO_3)_2+H_2O\longrightarrow\left[\begin{array}{ccc} & Hg & \\ O & & NH_2 \\ & Hg & \end{array}\right]\cdot NO_3+2Hg\downarrow+3NH_4NO_3$$

②取供试品溶液，加碱性碘化汞钾试液1滴，即生成红棕色沉淀。反应式为：

$$2HgI_4^{2-}+NH_3+2OH^{-}\longrightarrow\left[\begin{array}{ccc} & Hg & \\ O & & NH_2 \\ & Hg & \end{array}\right]\cdot I\downarrow+6I^{-}+HI+H_2O$$

(红棕色沉淀)

本法专属性强、灵敏度高，最低检出量为0.05μg。

含氮元素的药物很多，理论上含氮元素的药物均可通过预处理，将氮元素转化成 NH_4^+ 的形式，采用上述方法鉴别，但实际应用并不多。Ch. P. (2010)氯化铵等药物采用上述方法进行鉴别。

2.3.3　有机酸盐的鉴别

2.3.3.1　枸橼酸盐的鉴别

①取供试品溶液 2ml(约相当于枸橼酸 10mg)，加稀硫酸数滴，加热至沸，加高锰酸钾试液数滴，振摇，紫色即消失；溶液分成两份，一份中加硫酸汞试液 1 滴，另一份中逐滴加入溴试液，均生成白色沉淀。

反应式为：

$$2HO-\overset{\displaystyle CH_2-COOH}{\underset{\displaystyle CH_2-COOH}{C}}-COOH + 2[O] \xrightarrow{H^+} 2\,\overset{\displaystyle CH_2-COOH}{\underset{\displaystyle CH_2-COOH}{C}}{=}O + 2CO_2\uparrow + 2H_2O$$

$$2HgSO_4 + 2H_2O \longrightarrow Hg_2(OH)_2SO_4 + H_2SO_4$$

$$\overset{\displaystyle CH_2-COOH}{\underset{\displaystyle CH_2-COOH}{C}}{=}O + (HOHgO)_2SO_2 \longrightarrow \overset{\displaystyle CH_2COOHgO}{\underset{\displaystyle CH_2COOHgO}{C}}{=}O\ (SO_2)\downarrow + 2H_2O$$

（白色沉淀）

$$\overset{\displaystyle CH_2-COOH}{\underset{\displaystyle CH_2-COOH}{C}}{=}O + 5Br_2 \longrightarrow \overset{\displaystyle CHBr_2}{\underset{\displaystyle CBr_3}{C}}{=}O\downarrow + 2CO_2\uparrow + 5HBr$$

（白色沉淀）

本反应灵敏度较低，需样品量较大。

②取供试品约 5mg，加吡啶-醋酐（3 ∶ 1）约 5ml，振摇，即生成黄色到红色或紫红色溶液。

枸橼酸的化学名为 2-羟基丙烷-1，2，3-三羧酸。常见的枸橼酸盐药物有枸橼酸钠、枸橼酸钾、枸橼酸乙胺嗪、枸橼酸芬太尼、枸橼酸哌嗪、枸橼酸喷托维林和枸橼酸氯米芬等，均可采用上述试验进行鉴别。

2.3.3.2 酒石酸盐的鉴别

①取供试品的中性溶液，置洁净的试管中，加氨制硝酸银试液数滴，置水浴中加热，银即游离并附在试管的内壁成银镜。

反应式为：

$$\begin{matrix} HO—CH—COOH \\ | \\ HO—CH—COOH \end{matrix} + 2Ag(NH_3)_2OH \xrightarrow{\Delta} 2Ag\downarrow + \begin{matrix} HO—C—COONH_4 \\ \| \\ HO—C—COONH_4 \end{matrix} + 2NH_3\uparrow + 2H_2O$$

（银镜生成）

②取供试品溶液，加醋酸成酸性后，加硫酸亚铁试液 1 滴和过氧化氢试液 1 滴，待溶液褪色后，用氢氧化钠试液碱化，溶液即显紫色。

反应式为：

$$\begin{matrix} HO—CH—COOH \\ | \\ HO—CH—COOH \end{matrix} + H_2O_2 \longrightarrow \begin{matrix} HO—C—COOH \\ \| \\ HO—C—COOH \end{matrix} + 2H_2O$$

$$3\begin{matrix} HO—C—COOH \\ \| \\ HO—C—COOH \end{matrix} + Fe(CH_3COO)_3 + 6NaOH \longrightarrow Na_3\left[\left(\begin{matrix} HO—C—COO \\ \| \\ HO—C—COO \end{matrix}\right)_3 Fe\right] + 3CH_3COONa + 6H_2O$$

（紫色配位化合物）

酒石酸的化学名为 2，3-二羟基丁二酸。常见的酒石酸盐药物有酒石酸麦角胺、酒石酸长春瑞滨和酒石酸美托洛尔。例如，《中国药典》(2010 年版)酒石酸美托洛尔的鉴别：取本品约 0.3g，置洁净的试管中，加水 10ml 溶解，加过量硝酸银试液，即生成白色沉淀，滴加氨试液恰使沉淀溶解后，将试管置水浴中加热，银即游离并附在试管的内壁生成银镜。

2.3.3.3 醋酸盐的鉴别

取供试品，加硫酸和乙醇后加热，即产生乙酸乙酯的香气。

反应式为：

$$CH_3COO^- + CH_3CH_2OH + H^+ \xrightarrow{\Delta} CH_3COOC_2H_5 + H_2O$$

醋酸和冰醋酸等可用本法鉴别，含有醋酸酯结构的药物水解后也可采用本法鉴别。例如，《中国药典》(2010 年版)醋酸地塞米松的鉴别：取本品约 50mg，加乙醇制氢氧化钾试液 2ml，置水浴上加热 5min，放冷，加硫酸溶液（1→2）2ml，缓缓煮沸 1min，即发生乙酸乙酯的香气。

2.3.3.4　乳酸盐的鉴别

取供试品溶液 5ml(约相当于乳酸 5mg)，置于试管中，加溴试液 1ml 与稀硫酸 0.5ml，置水浴上加热，并用玻棒小心搅拌至褪色，加硫酸铵 4g，混匀，沿管壁逐滴加入 10%亚硝基铁氰化钠的稀硫酸溶液 0.2ml 和浓氨试液 1ml，使成两液层；在 30min 内，两液层的交界面处出现一暗绿色的环。

反应式为：

$$CH_3CH(OH)COO^- + Br_2 + H^+ \longrightarrow CH_3CHO + CO_2\uparrow + 2HBr$$

$$CH_3CHO + [Fe(CN)_5NO]^{2-} + 2OH^- \longrightarrow \underset{\text{(暗绿色)}}{[Fe(CN)_5ON{=}CHCHO]^{4-}} + 2H_2O$$

乳酸的化学名为 2-羟基丙酸。常见的乳酸盐药物有乳酸钠、乳酸钙和乳酸环丙沙星等，均可采用本法进行鉴别。

2.3.4　其他一般鉴别试验

2.3.4.1　水杨酸类的鉴别

①取供试品的稀溶液，加三氯化铁试液 1 滴，即显紫色。

水杨酸在中性或弱酸性条件下，与三氯化铁试液生成配位化合物，在中性时呈红色，弱酸性时呈紫色；若在强酸性条件下配位化合物即分解，生成游离水杨酸。

反应式为：

$$6\ C_6H_4(OH)COOH + 4Fe^{3+} \longrightarrow Fe\left[Fe\left(C_6H_4(O^-)COO^-\right)_2\right]_3 + 12H^+$$

（紫色配位化合物）

②取供试品溶液，加稀盐酸，即析出白色水杨酸沉淀；分离，沉淀在醋酸铵试液中溶解。

反应式为：

$$\text{(邻羟基苯甲酸, COOH, OH)} + NH_4Ac \longrightarrow \text{(邻羟基苯甲酸铵, COONH}_4^-\text{, OH)} + HAc$$

水杨酸不溶于水，故供试液加酸即析出游离水杨酸。由于水杨酸的酸性（$K_a = 1.06 \times 10^{-3}$，25℃）大于醋酸的酸性（$K_a = 1.85 \times 10^{-5}$，25℃），故能与醋酸铵作用释出醋酸，而本身形成铵盐溶解。

常见的水杨酸类药物有水杨酸、双水杨酯、水杨酸二乙胺和水杨酸镁等。这些药物均可采用本法进行鉴别。水杨酸的酯类药物也可水解生成水杨酸后进行鉴别。例如，《中国药典》(2010年版)阿司匹林的鉴别：取本品约 0.1 g，加水 10ml，煮沸，放冷，加三氯化铁试液 1 滴，即显紫堇色。

2.3.4.2 苯甲酸类的鉴别

①取供试品的中性溶液，加三氯化铁试液，即生成赭色沉淀；再加稀盐酸，生成白色沉淀。

反应式为：

$$7\,C_6H_5COO^- + 3Fe^{3+} + 2OH^- \longrightarrow \left[(C_6H_5COO)_6Fe_3(OH)_2\right]C_6H_5COO\downarrow$$

（赭色沉淀）

②取供试品置于干燥试管中，加硫酸后，加热，不炭化，但析出苯甲酸，在试管内壁凝结成白色升华物，熔点为 121℃～123℃。

常见的苯甲酸类药物有苯甲酸和苯甲酸钠等，均可采用本法进行鉴别。安钠咖注射液为无水咖啡因与苯甲酸钠的灭菌水溶液，也可采用上述试验进行鉴别。

2.3.4.3 芳香第一胺类的鉴别

取供试品约 50mg，加稀盐酸 1ml，必要时缓缓煮沸使溶解，放冷，加 0.1mol/L 亚硝酸钠溶液数滴，滴加碱性 β-萘酚试液数滴，视供试品不同，生成由橙黄到猩红色沉淀。

以盐酸普鲁卡因为例，反应式为：

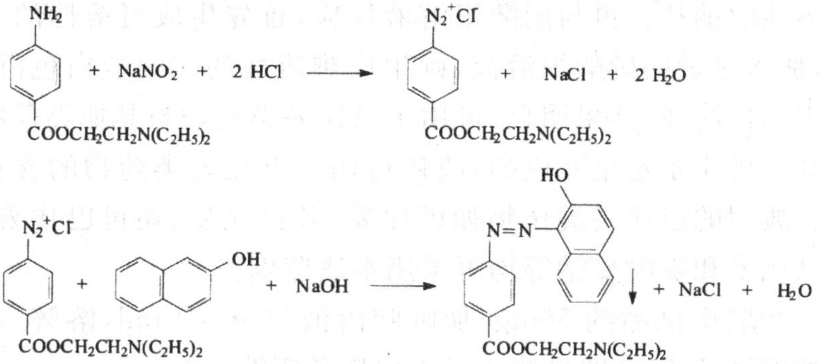

$$H_2N-C_6H_4-COOCH_2CH_2N(C_2H_5)_2 + NaNO_2 + 2\,HCl \longrightarrow [N_2^+-C_6H_4-COOCH_2CH_2N(C_2H_5)_2]Cl^- + NaCl + 2\,H_2O$$

$$[N_2^+-C_6H_4-COOCH_2CH_2N(C_2H_5)_2]Cl^- + \beta\text{-萘酚(OH)} + NaOH \longrightarrow (C_2H_5)_2NCH_2CH_2OOC-C_6H_4-N{=}N-(2\text{-HO-萘基})\downarrow + NaCl + H_2O$$

本反应又称重氮化-偶合反应。凡结构中含有芳伯胺基的药物，如盐酸普鲁卡因和磺胺嘧啶等均可用本法鉴别；水解后能够生成芳香伯胺的药物，如对乙酰氨基酚、氯氮革和奥沙西泮等也可采用本法鉴别。本反应灵敏度较高，并且在适当的条件下可以定量完成，故不但可以用于鉴别还可由于含量测定。生成物的颜色随供试品的不同而有所变化。

2.3.4.4 丙二酰脲类的鉴别

①取供试品约 0.1g，加碳酸钠试液 1ml 与水 10ml，振摇 2min，滤过，滤液中逐滴加入硝酸银试液，即生成白色沉淀，振摇，沉淀即溶解；继续滴加过量的硝酸银试液，沉淀不再溶解。

反应式为：

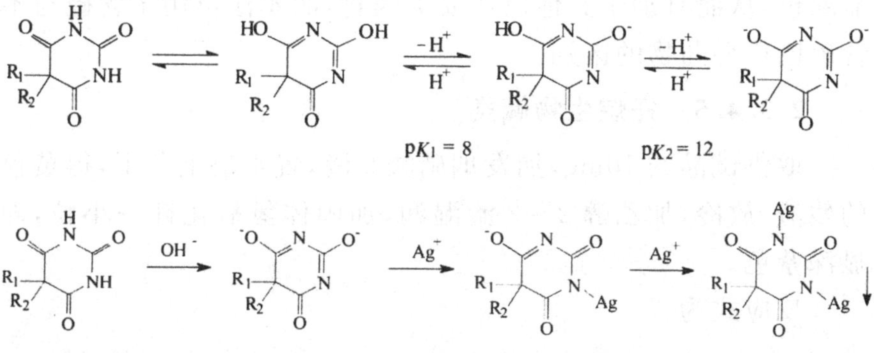

$$\text{丙二酰脲}(R_1,R_2) \rightleftharpoons \text{烯醇式(HO, OH)} \underset{H^+}{\overset{-H^+}{\rightleftharpoons}} \text{(HO, O}^-) \underset{H^+}{\overset{-H^+}{\rightleftharpoons}} \text{(}^-\text{O, O}^-)$$

$pK_1 = 8$ $pK_2 = 12$

$$\text{丙二酰脲}(R_1,R_2) \xrightarrow{OH^-} \text{(}^-\text{O, O}^-) \xrightarrow{Ag^+} \text{一银盐(N-Ag)} \xrightarrow{Ag^+} \text{二银盐(N-Ag, N-Ag)}\downarrow$$

（白色沉淀）

本反应是丙二酰脲类的通性反应之一。巴比妥类药物的母核环状结构中含有1,3-二酰亚胺基团,能使其分子发生酮式-烯醇式互变异构,在水溶液中发生二级电离,故可与强碱反应生成水溶性的钠盐。再与硝酸银溶液反应,首先生成可溶性的一银盐,加入过量的硝酸银溶液,则生成难溶性的二银盐白色沉淀。反应操作简便,结果明显,可用于巴比妥类药物与其他类药物的区分。反应是定量完成的,故还可用于巴比妥类药物的含量测定。典型的巴比妥类药物如巴比妥、苯巴比妥、司可巴比妥钠、戊巴比妥和硫喷妥钠等均可采用本法鉴别。

②取供试品约50mg,加吡啶溶液(1→10)5ml,溶解后,加铜吡啶试液1ml,即显紫色或生成紫色沉淀。

反应式为:

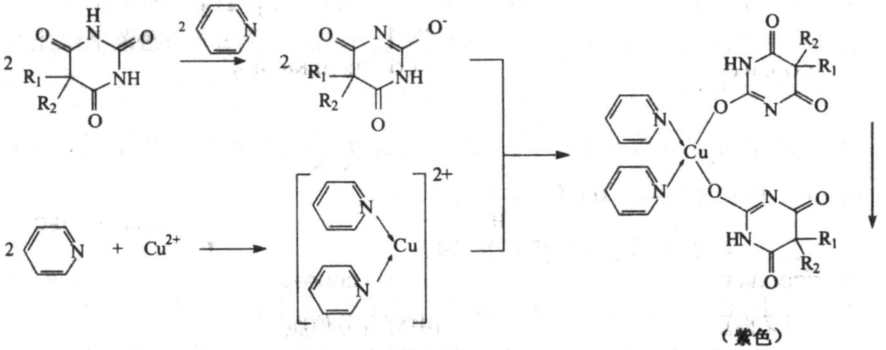

(紫色)

本反应是丙二酰脲类的通性反应之一。在吡啶溶液中,巴比妥类药物可与铜盐反应,生成紫色物质。含硫巴比妥类药物显绿色,从而有别于其他巴比妥类药物,故本法可用于含硫与不含硫巴比妥药物的区别。

2.3.4.5 托烷生物碱类

取供试品约10mg,加发烟硝酸5滴,置水浴上蒸干,得黄色的残渣,放冷,加乙醇2～3滴湿润,加固体氢氧化钾一小粒,即显深紫色。

反应式为:

$$\text{(COOH, }CHCH_2OH\text{ 取代苯)} + 3HNO_3 \xrightarrow{\triangle} \text{(COOH, }CHCH_2OH\text{, }O_2N\text{, }NO_2\text{, }NO_2\text{ 取代苯)} + 3H_2O$$

$$\text{(COOH, }CHCH_2OH\text{, }O_2N\text{, }NO_2\text{, }NO_2\text{ 取代苯)} + KOH \longrightarrow \text{(}CHCH_2OH\text{, }O_2N\text{, }NO_2\text{, }NO_2K\text{ 醌型产物)} + H_2O + CO_2$$

（深紫色）

本反应是托烷类生物碱的通性反应，又称 Vitali 反应。托烷生物碱类药物结构中的酯键在酸性条件下水解生成莨菪酸，在加热的条件下加入硝酸发生硝化反应，生成三硝基衍生物，再与氢氧化钾反应，生成有色的醌型产物。典型的托烷生物碱类药物如硫酸阿托品、氢溴酸后马托品和氢溴酸东莨菪碱等均可采用本法鉴别。

第3章　药物分析检验中的杂质检查

药物的杂质是指药物中存在的无治疗作用，或影响药物的稳定性和疗效，甚至对人体健康有害的物质。这些物质的存在不仅影响药物的质量，有的还反映出生产中存在的问题。对药物所含杂质进行检查既可保证用药的安全、有效，同时也为生产、流通过程的质量保证和企业管理的考核提供依据。

3.1　概述

3.1.1　药物的纯度要求

药物的纯度即药物的纯净程度，是反映药品质量的一项重要指标。药物的来源多种多样，性质也各不相同，在药物的生产和贮藏过程中，总不可避免地会引入杂质。如药物的生产中常常要使用盐酸、硫酸等，若洗涤不够，在成品中就会引入氯化物、硫酸盐等无机杂质。又如解热镇痛药阿司匹林是由水杨酸乙酰化制得的，当乙酰化不完全或贮藏过程中发生水解时都会产生杂质水杨酸。水杨酸不仅对胃有刺激性，而且其分子中的酚羟基在空气中会逐渐被氧化而产生有色的醌型物质，使药品变色。

人类对药物质纯度的认识是在防治疾病的实践中积累起来的，并随着分离、检测技术的提高而进一步发现药物中存在的新杂质，从而不断提高对药物纯度的要求。盐酸哌替啶（度冷丁，Ⅰ）就是一个典型的例子。早在1948年，盐酸哌替啶已被收入《英国药典》并广泛使用，直至1970年经气相色谱分离鉴定，才发现其中还混有两种无效的异构体（Ⅱ）和（Ⅲ）。这两种杂质是生产中因工艺条件控制不当而产生的，它们的含量有时甚至高达20%～30%。目前《中国药典》、《英国药典》、《美国药典》均对这些杂质的量加以控制。又如对阿司匹林的纯度研究发现：阿司匹林中除含有水杨酸外，还存在着乙酰水杨酸酐、乙酰水杨酰水杨酸等水杨酸衍生物。这些杂质具有免疫活性，可导致服用过敏反应。因此，应加以控制。总之，对于药物纯度的要求不是一成不变的，而应随着临床应用的实践和分析测试技术的发展，不断改进，使之更趋完善。

药物的纯度主要由药品质量标准中的"检查"项下的杂质检查来控制，内容包括可能存在的杂质名称、相应的检查项目、检查方法和允许限量。对药品的检查应完全按照药品质量标准的要求进行，不合格的产品不得出厂、不得销售、不得使用。另外药物的纯度还可通过其物理性状、含量等来反映，如药物中含有超过限量的杂质，就可能使其外观性状发生变化、理化常数数值出现在规定的范围之外、含量明显偏低或活性降低。因此，对药物纯度的评价应综合考虑药物的性状、理化常数、杂质检查、含量测定等方面。

符合纯度要求的药品属药用规格。它和符合试剂规格的化学试剂所含杂质的量虽然都小于规定的限量，但杂质的定义不同。化学试剂中的杂质是指能够引起对化学使用目的有影响的物质，至于那些可能对生物体引起不良反应的物质却未加考虑。例如，试剂规格的硫酸钡对可溶性钡盐不作检查要求，而可溶性钡盐若存在于药品中则将导致医疗事故。因此，不允许采用一般的化学药品或化学试剂代替药用规格，更不能把化学试剂当作药品直接用于临床治疗。

值得说明的是：药品质量标准的检查项下除了有杂质检查的内容外，还包括有效性、安全性和制剂的检查。有效性的检查是指与药物疗效有关，但在鉴别、纯度检查和含量测定中不能控制的项目。如氢氧化铝的制酸力，药用炭的吸着力检查等。安全性的检查有异常毒性、热原、降压物质、无菌检查等。在药物制剂的质量标准中，还需要检查是否达到了制剂学方面的有关要求，如重量差异、崩解时限、融变时限、含量均匀度等。这些项目，有的不属于杂质检查，有的在其他学科如药剂学、药理学和微生物学等课程内学习，所以不再进行讨论。本章只讨论药物的杂质检查，即检查项下与纯度要求有关的内容。

3.1.2 杂质的来源与种类

药物中的杂质检查项目是根据可能存在的杂质来确定的。了解药物中杂质的来源和分类，可以有针对性地制订出杂质检查项目和检查方法。

3.1.2.1 杂质的来源

药物中存在的杂质主要来源于药物的生产过程和药物的贮藏过程。

(1)生产过程引入的杂质

在合成药的生产过程中，未反应完全的原料、反应的中间体和副产物，在精制时未能完全除去，就会成为产品的杂质。如以工业用氯化钠生产注射用氯化钠，从原料中可能引入溴化物、碘化物、硫酸盐、钾盐、钙盐、镁盐、铁盐等杂质。从植物原料中提取分离药物时，由于植物中常含有与药物结构、性质相近的物质，很难完全分离除去，可能引入产品中。如自阿片提取吗啡，有可能引入罂粟碱及阿片中其他生物碱。从植物中提取的盐酸小檗碱也含有药根碱、巴马汀等其他小檗碱型生物碱。

药物在制剂的过程中，也可能产生新的杂质。如盐酸普鲁卡因注射剂在高温灭菌过程中，可能水解为对氨基苯甲酸和二乙氨基乙醇，因此《中国药典》中盐酸普鲁卡因原料药不检查对氨基苯甲酸，而注射剂要检查此杂质。此外，一般药物制剂不再检查原料药项下的有关杂质，但阿司匹林片剂、肠溶片和栓剂却需要检查游离的水杨酸，这是基于阿司匹林在制剂过程中易于水解的特性而设定的。

在药物的生产过程中，常需用到试剂、溶剂。这些化合物若不能完全除去，也会引入有关杂质。如使用酸性或碱性试剂处理后，可能使产品中带有酸性或碱性杂质；用有机溶剂提取或精制后，在产品中就可能有残留有机溶剂。《中国药典》中规定必须检查药物在生产过程中引入的有害有机溶剂（如苯、三氯甲烷、1，4-二氧六环、二氯甲烷、吡啶、甲苯和环氧乙烷等）的残留量。此外，在生产中所用的金属器皿、装置以及其他不耐酸、碱的金属工具，都可能使产品中引入砷盐，以及铅、铁、铜、锌等金属杂质。

药物中还可能存在一些生物活性与有效成分有很大差异的无效、低效异构体或晶型。例如-肾上腺素为左旋体，其右旋体的升压作用仅为左旋体的 1/12；盐酸普萘洛尔（心得安）左旋异构体的 β 受体阻断作用比右旋体大 60 倍。存在几何异构体的药物，其顺式体与反式体的生物活性多数也不相同，如降血糖新药那格列奈含有反式 4-异丙基环己酸与 D-苯丙氨酸键合的结构基元，若其中的 4-异丙基环己酸为顺式或苯丙氨酸为 L-型则无活性或活性不适用临床；驱虫药双羟萘酸噻嘧啶顺式体的药效仅为反式体的 1/60。药物的晶型不同，其理化常数、溶解性、稳定性、体内的吸收和疗效也有差异。如无味氯霉素存在多晶型现象，其中 B 晶型易被酯酶水解而吸收，为有效晶型，而 A 晶型则不易被酯酶水解，活性很低。驱虫药甲苯咪唑有 A、B、C 三种晶型，其中 C 晶型的驱虫率约为 90%，B 晶型为 40%～60%，A 晶型的驱虫率小于 20%。在生产中低效、无效的异构体或晶型很难完全分离除尽，且生产条件如加热温度、结晶溶剂的不同以及贮存中受光线、温度、湿度等影响也可引起晶型的转变。因此重视异构体和多晶型对药物有效性和安全性的影响，在药物的纯度研究中正日益受到重视。

（2）贮藏过程引入的杂质

药品因保管不善或贮藏时间过长，在外界条件如温度、湿度、日光、空气的影响下或因微生物的作用可能发生水解、氧化、异构体、晶型转变、聚合、潮解和发霉等变化，产生有关杂质。水解反应是药物容易发生的一种变质反应，酯、内酯、酰胺、环酰胺及苷类药物在水分存在下均容易水解。如阿司匹林可水解生成水杨酸和醋酸，阿托品水解生成莨菪醇和消旋莨菪酸。在酸、碱性条件下或温度高时，水解反应更易发生。具有酚羟基、巯基、亚硝基、醛基以及长链共轭双键等结构的药物，在空气中容易被氧化，可使这些药物降效、失效甚至产生毒性。如乙醚在日光、空气及水分的作用 F，易氧化分解为醛及有毒的过氧化物。二巯丙醇则易被氧化为二硫化物。因此，严格控制药品的贮藏条件，是保证临床用药安全、有效的一个重要方面。

3.1.2.2 杂质的种类

药物中的杂质按来源可分为一般杂质和特殊杂质。一般杂质是指在自然界中分布较广泛，在多种药物的生产和贮藏过程中容易引入的杂质，如酸、碱、水分、氯化物、硫酸盐、砷盐、重金属等。特殊杂质是指在特定药物的生产和贮藏过程中引入的杂质。如阿司匹林中的游离水杨酸，甲硝唑中的 2-甲基-5-硝基咪唑等。药物中所含的杂质按其结构又可分为无机杂质和有机杂质。无机杂质有氯化物、硫酸盐、硫化物、氰化物、重金属等。有机杂质如有机药物中引入的原料、中间体、副产物、分解产物、异构体和残留溶剂等。杂质按其性质还可以分为信号杂质和有害杂质。信号杂质本身一般无害，但其含量的多少可以反映出药物的纯度水平，如含量过多，表明药物的纯度差，提示药物的生产工艺不合理或生产控制存在问题。氯化物、硫酸盐就属于信号杂质。有害杂质如重金属、砷盐、氰化物等，对人体有毒害，在质量标准中应严格加以控制，以保证用药安全。

药典中各药物品种项下规定的杂质检查项目，是指该药品按既定工艺生产和正常贮藏过程中可能产生并需控制的杂质。药典中未规定检查的杂质，在正常生产和贮藏过程中不可能引入，或虽可引入但杂质含量甚微或临床限量允许较宽，对人体无不良影响，也不影响药物质量。有些药物中可能含有某些杂质，但从生产实践到检验方法，对其认识尚不够，有待积累资料，也可暂缓订入检查项下。凡药典未规定检查的杂质，一般不需要检查，但遇特殊情况如检验某药物时发现性状和反应不正常，应根据需要进一步追踪、检查。若药厂在生产上改变了原料或方法，也应根据实际情况检查其他可能引入的杂质。

我国《新药审批办法》规定：进行新药的研究时，必须对药物的纯度和稳定性进行考查，了解可能引入的杂质，为制订该药的质量标准提供依据；同时应尽可能对杂质进行分离，研究其结构和降解机制，为药物的生产、贮藏乃至新的药物的设计提供相关信息。

3.2　杂质的限量检查与计算

从杂质的来源考虑，完全除去药物的杂质，既不可能也没有必要。因此，在不影响药物的疗效和不发生毒性的前提下，允许药物中存在有一定量的杂质。药物中允许存在的杂质最大量被称为杂质的限量。药物中杂质的检查多数采用限量检查，该检查不要求测定杂质的含量，而只检查其是否超过限量。

进行杂质的限量检查时，可取一定量被检杂质的标准溶液与一定量供试品在相同条件下处理后，比较反应结果，以确定杂质含量是否超过规定。使用此方法时，须注意平行原则。即供试品和标准溶液应在完全相同的条件下反应，所加入的试剂、反应的温度、放置的时间等均应相同。只有这样，反应的结果才有可比性。此外，也有不与标准溶液进行对比，而在供试品溶液中加入试剂，在一定条件下反应，观察有无正反应出现，以不出现正反应为合格，即以该检测条件下反应的灵敏度来控制杂质限量。如纯化水中检查氯化物，是在50ml水中加入硝酸与硝酸银试液，不得发生浑浊。由于50ml水中若含有0.2mg的Cl^-时，所显浑浊已较明显，所以此检查限制了纯化水中氯化物的含量小于4μ/ml。

杂质的限量通常用百分之几（%）或百万分之几（10^{-6}）来表示。对危害人体健康或影响药物稳定性的杂质允许限量值很低。如砷对人体有毒，其限量规定一般不超过百万分之十；重金属易在体内积蓄，引起慢性中毒，并影响药物的稳定性，允许存在的量一般不超过百万分之五十。药物中杂质限量除需考虑杂质本身的性质，还要根据生产所能达到的水平并参考各国药典的标准来制订。

根据定义，药物中杂质的限量可按照下式来计算：

$$\text{杂质限量}=\frac{\text{杂质的最大允许量}}{\text{供试品量}}\times 100\%$$

当供试品中所含杂质的量是通过与一定量杂质标准溶液进行比较来确定时，杂质的最大允许量可由杂质标准溶液的浓度与体积的乘积获得，上式又可以表达为：

$$\text{杂质限量}=\frac{\text{标准溶液的浓度}\times\text{标准溶液的体积}}{\text{供试品量}}\times 100\%$$

3.3 一般杂质的检查方法

鉴于一般杂质广泛存在于药物中的特性，《中国药典》将它们的检查方法收载于附录中，药典正文中各药品的质量标准不再重复记叙这些方法，而是直接引用。本节介绍一般杂质检查的原理、方法和注意事项。

3.3.1 氯化物检查法

药物的生产过程中，常常要用到盐酸，或原料、中间体呈盐酸盐等，氯化物因此极易被引入到药物中。Cl^- 对人体虽然无害，但它的量可以反映出药物的纯净程度及生产过程是否正常。因此作为信号杂质，氯化物在很多药物中需要检查。

《中国药典》对氯化物的检查是利用氯化物在硝酸酸性溶液中与硝酸银试液作用，生成氯化银白色浑浊液，与一定量标准氯化钠溶液在相同条件下生成的氯化银浑浊液比较，浑浊度不得更大。

除另有规定外，取各药品项下规定量的供试品，加水溶解使成 25ml(溶液如显碱性，可滴加硝酸使成中性)，再加稀硝酸10ml；溶液如不澄清，应滤过；置 50ml 纳氏比色管中，加水使成约 40ml，摇匀，即得供试溶液。另取各药品项下规定量的标准氯化钠溶液，置 50ml 纳氏比色管中，加稀硝酸 10ml，加水使成40ml，摇匀，即得对照溶液。在供试溶液与对照溶液中，分别加入硝酸银试液 1.0ml，用水稀释至 50ml，摇匀，在暗处放置5min，同置黑色背景上，从比色管上方向下观察，比较。

《中国药典》对无水葡萄糖中氯化物的检查记叙为：取本品0.60g，与标准氯化钠溶液 6.0ml 制成的对照液比较，不得更浓(0.010%)。

以上检查方法中使用的标准氯化钠溶液每 1ml 相当于10μg 的 Cl^-。在测定条件下，氯化物浓度以 50ml 中含 50～80μg 的 Cl^-(相当于标准氯化钠溶液 5.0～8.0ml)所显浑浊梯度明显，便于比较。因此设计氯化物的检查方法时，应根据其限量，取用适宜的供试品量，使氯化物的浓度处在适宜比浊的范围内。

氯化物检查宜在硝酸酸性溶液中进行，因加入硝酸可避免弱酸银盐如碳酸银、磷酸银以及氧化银沉淀的形成而干扰检查，同时还可加速氯化银沉淀的生成并产生较好的乳浊。

为了避免光线使单质银析出，在观察前应在暗处放置5min。由于氯化银为白色沉淀，比较时应将比色管置黑色背景上，从上向下观察，比较。

供试品处理：有的药物在上述试验条件下对检查有干扰，应排除干扰后再检查。供试品溶液如不澄清，可用含硝酸的水洗净滤纸中的氯化物后滤过。供试品溶液如带颜色，可按《中国药典》附录所规定的方法处理。即取两份供试品溶液，于其中一份中先加入硝酸银试液 1.0ml，摇匀，放置 10min，如显浑浊，可反复滤过，至滤液澄清，即得无氯化物杂质又具有相同颜色的澄清溶液，再在其中加入规定量的标准氯化钠溶液与水适量使成

50ml，作为对照溶液；另一份中加入硝酸银试液1.0ml与水适量使成50ml，作为供试品溶液，将两液在暗处放置5min后比较，即可消除颜色的干扰。某些颜色的药物也可根据其化学性质，设计其他的排除干扰的方法。如高锰酸钾中的氯化物检查，可先加乙醇适量使高锰酸钾还原褪色后，再依法检查。检查碘化物（如碘化钠），I^-也能与硝酸银形成沉淀，干扰检查。可在供试品中加入一定量的酸和过氧化氢溶液，加热煮沸，使氧化产物碘挥去，溶液澄明无色后，再依法检查。也可以利用碘化银沉淀稳定，在氨溶液中不溶解，而氯化银、溴化银沉淀在氨溶液中溶解的性质，除去碘化物的干扰。如检查碘中氯化物和溴化物，是将供试品加水研磨、滤过，于滤液中加锌粉使碘还原为无色的碘化物，再在氨碱性条件下滴加硝酸银试液使生成碘化银沉淀而滤除。向滤液中加入硝酸，破坏络离子后，AgBr和AgCl沉淀析出，与一定量标准氯化钠溶液生成的沉淀比较，即可确定氯化物和溴化物是否符合要求。

溶于水的有机药物，可按《中国药典》附录规定的方法直接检查氯化物。不溶于水的有机药物，多数采用加水振摇，使所含氯化物溶解，滤除不溶物；或加热溶解供试品，放冷后析出沉淀，滤过，取滤液依法检查。如药物在稀乙醇或丙酮中有一定溶解度，也可加稀乙醇或丙酮溶解后依法检查。三氯叔丁醇、氯法齐明中氯化物的检查即如此。

检查有机氯杂质，可根据杂质结构，将有机氯转变为无机离子状态，再依法检查。若有机氯为氯代脂烃或氯在环的侧链上，可在碱性溶液中加热使水解生成Cl^-。若杂质中氯原子连接于环上，则需先对其进行有机破坏，使分解后再检查。

3.3.2 硫酸盐检查法

药物中存在的微量硫酸盐与氯化钡在盐酸酸性介质中生成硫酸钡白色浑浊，与一定量标准硫酸钾溶液在相同条件下生成的浑浊比较，浊度不得更大。

除另有规定外，取各药品项下规定量的供试品，加水溶解使成约 40ml（溶液如显碱性可滴加盐酸使成中性）；溶液如不澄清，应滤过；置 50ml 纳氏比色管中，加稀盐酸 2ml，摇匀，制得供试溶液。另取各药品项下规定量的标准硫酸钾溶液，置 50ml 纳氏比色管中，加水使成约 40ml，加稀盐酸 2ml，摇匀，制得对照溶液。于供试溶液与对照溶液中分别加入 25%氯化钡溶液 5ml，用水稀释至 50ml，充分摇匀，放置 10min，同置黑色背景上，从比色管上方向下观察，比较。

所用标准硫酸钾溶液每 1ml 相当于 0.1mg 的 SO_4^{2-}。本法适宜比浊的浓度范围为每 50ml 溶液中含 0.1～0.5mg 的 SO_4^{2-}，相当于标准硫酸钾溶液 1.0～5.0ml。若 SO_4^{2-} 的浓度小于 0.05m/50ml，产生的硫酸钡浑浊不明显；若大于 1mg/50ml，则产生的浑浊度较大，无法区别其浓度差异，且重现性也不好。

供试品溶液加盐成酸性，可防止碳酸钡或磷酸钡等沉淀的生成。溶液的酸度也能影响硫酸钡的溶解度，以 50ml 中含稀盐酸 2ml，溶液的 pH 约为 1 为宜。酸度增加，灵敏度下降，应注意控制。氯化钡溶液的浓度在 10%～25%范围内所呈硫酸钡的浑浊度差异不大。《中国药典》采用 25%氯化钡溶液，呈现的浑浊度较稳定，使用时不必新配。经试验，放置 1 个月后，反应的效果仍无显著改变。加入氯化钡试液后，应立即充分摇匀，防止因局部过浓而影响产生浑浊的程度。

供试品处理：供试品溶液如需滤过，应先用加盐酸使成酸性的水洗净滤纸中硫酸盐，再滤过。有色供试品如富马酸亚铁处理的方法与氯化物检查法相同。

其他国家药典如 JP(14)、USP(24)、BP(2000)检查硫酸盐的方法基本相同，都是在酸性条件下使 SO_4^{2-} 与氯化钡反应后进行比较。但 USP(24)和 JP(14)是用 0.010mol/L 的硫酸作为标准溶液。

3.3.3 铁盐检查法

检查药品中的铁盐杂质，Ch. P 和 USP 均采用硫氰酸盐法。

铁盐在盐酸酸l生溶液中与硫氰酸铵生成红色可溶性硫氰酸铁配位离子，再与一定量标准铁溶液用同法处理后所呈的颜色进行比较，颜色不得更深。

$$Fe^{3+} + 6SCN^{-} \xrightarrow[H^{+}]{} [Fe(SCN)_6]^{3-}$$

除另有规定外，取各药品项下规定量的供试品，加水溶解使成 25ml，移置于 50ml 纳氏比色管，加稀盐酸 4ml 与过硫酸铵 50mg，加水稀释至约 35ml 后，加 30% 硫氰酸铵溶液 3ml，再加水适量使成 50ml，如显色，立即与标准铁溶液一定量按相同方法制成的对照溶液比较。

本法用硫酸铁铵[$FeNH_4(SO_4)_2 \cdot 12H_2O$]配制标准铁溶液，并加入硫酸防止铁盐水解，并易于保存。标准铁溶液每 1ml 相当于 10μg 的 Fe^{3+}。当 50ml 溶液中含 Fe^{3+} 为 5～90μg 时，溶液的吸光度与浓度呈良好线性关系。目视比色时以 50ml 溶液中含 10～50μg Fe^{3+} 为宜。在此范围内，溶液的色泽梯度明显，易于区别。

在盐酸酸性条件下反应，可防止 Fe^{3+} 的水解。经试验，以 50ml 溶液中含稀盐酸 4ml 为宜。

加入氧化剂过硫酸铵既可氧化供试品中 Fe^{2+} 成 Fe^{3+}，同时可防止由于光线使硫氰酸铁还原或分解褪色。

$$2Fe^{2+} + (NH_4)_2S_2O_8 \xrightarrow[H^{+}]{} 2Fe^{3+} + (NH_4)_2SO_4 + SO_4^{2-}$$

某些药物（如葡萄糖、糊精和硫酸镁等）在检查过程中需加硝酸处理，则不再加过硫酸铵，但必须加热煮沸除去氧化氮，因硝酸中可能含亚硝酸，它能与硫氰酸根离子作用，生成红色亚硝酰硫氰化物，影响比色。

$$HNO_2 + SCN^{-} + H^{+} \longrightarrow \underset{\text{红色}}{NO \cdot SCN} + H_2O$$

铁盐与硫氰酸根离子的反应为可逆反应，因此，加入过量的硫氰酸铵，不仅可以增加生成的配位离子的稳定性，提高反应灵敏度，还能消除因氯化物等与铁盐形成配位化合物而引起的干扰。

供试品处理：若供试液管与对照液管对照液管色调不一致，或所呈硫氰酸铁的颜色较浅不便比较时，可分别移入分液漏斗中，各加正丁醇或异戊醇提取，分取醇层比色。因硫氰酸铁配位离子在正丁醇等有机溶剂中的溶解度大，上述处理能增加颜色深度，提高检测灵敏度，同时也排除某些干扰物质（如供试品有色）的影响。

某些酸根阴离子，如 Cl^-、PO_4^{3-}、SO_4^{2-}、枸橼酸根离子等，能与 Fe^{3+} 形成有色配位化合物而干扰检查。排除干扰的方法有：适当增加酸度，增加硫氰酸铵试液的加入量，用正丁醇提取后比色等。如枸橼酸钠中铁盐的检查，系采用正丁醇提取硫氰酸铁后比色，柯橼酸钠留在水层，不影响检查。又如检查硫酸钙中的铁盐，是取供试品 0.20g，加过硫酸铵 50mg 后，加稀盐酸 10ml 与硫氰酸铵试液 5.0ml，再依法检查。一些金属离子可与 SCN^- 反应而干扰检查。如 Hg^{2+} 与 SCN^- 能生成离解度很低的 $Hg(SCN)_2$ 或 $[Hg(SCN)_4]^{2-}$，银、铜、钴、铋等离子能与硫氰酸根离子生成有色沉淀，在设计方法时应予以注意。

某些有机药物特别是具环状结构的有机药物，在实验条件下不溶解或对检查有干扰，需经炽灼破坏，使铁盐转变成三氧化二铁留于残渣中，再依法检查。如盐酸普鲁卡因、泛影酸、羟丙纤维素等药物中铁盐检查。

3.3.4　重金属检查法

重金属系指在实验条件下能与 S^{2-} 作用显色的金属杂质，如银、铅、汞、铜、镉、锡、锑、铋等。在药品生产过程中遇到铅的机会较多，铅在体内又易积蓄中毒，故检查时以铅为代表。《中国药典》对重金属的检查一共收载有 4 种方法。

第一法：硫代乙酰胺法，适用于在实验条件下供试液澄清、无色，对检查无干扰或经处理后对检查无干扰的药物的检测。

硫代乙酰胺在弱酸性（pH3.5醋酸盐缓冲液）条件下水解，产生硫化氢，与微量重金属离子生成黄色至棕黑色的硫化物均匀混悬液，与一定标准铅溶液经同法处理后所呈颜色比较，颜色不得更深。

$$CH_3C(=S)NH_2 + H_2O \longrightarrow CH_3C(=O)NH_2 + H_2S\uparrow$$

$$H_2S + Pb^{2+} \xrightarrow{pH3.5} PbS\downarrow + 2H^+$$

本法标准铅溶液为每1ml相当于10μg的Pb^{2+}。适宜目视比色的浓度范围为每27ml溶液中含10～20μg的Pb^{2+}，相当于标准铅溶液1～2ml。USP(24)规定取标准铅溶液2ml，再根据各药品规定含重金属的限量改变供试品取用量。

溶液的pH对于金属离子与硫化氢呈色影响较大。当pH3.0～3.5时，硫化铅沉淀较完全。酸度增大，重金属离子与硫化氢呈色变浅，甚至不显色。因此供试品若用强酸溶解，或在处理中用了强酸，在加入硫代乙酰胺试液前，应先加氨水至溶液对酚酞指示液显中性，再加pH3.5醋酸盐缓冲液调节溶液的酸度。

供试品如有色，应在加硫代乙酰胺试液前在对照溶液管中滴加少量稀焦糖溶液（取蔗糖用小火加热后，再混悬于水中制成，随加热温度与时间的不同，其水溶液呈黄、褐或棕黑色。根据供试溶液颜色，适当掌握蔗糖的加热程度即可），使之与供试品溶液管的颜色一致，然后再加硫代乙酰胺试液比色（外消色法）。如按以上方法仍不能使两管颜色一致，可取两倍量供试品，加水溶解后，分成两等份，在一份中加硫代乙酰胺试液，用孔径3μm的滤膜滤除金属硫化物沉淀后，加入规定量的标准铅溶液作为对照溶液，再与另一份供试溶液按药典规定方法处理后比较（内消色法）。

供试品中若有微量高铁盐存在(如葡萄糖酸亚铁),在弱酸性溶液中将氧化硫化氢析出硫,产生浑浊、影响比色。可先加抗坏血酸0.5～1.0g,使高铁离子还原为亚铁离子,再按上述步骤分析。为保证分析的平行性,应在对照液中加入相同量的抗坏血酸。

供试品为铁盐,如枸橼酸铁铵,可在相对密度1.103～1.105的盐酸(盐酸9ml加水6ml)中,使大部分Fe^{3+}生成$HFeCl_6^{2-}$,用乙醚提取除去;再加氨试液使溶液呈碱性,用氰化钾掩蔽残留的微量铁盐后,加硫化钠试液检查铅盐。

药物本身也能生成不溶性硫化物、干扰重金属的检查时,应作特殊处理。如葡萄糖酸锑钠中铅盐检查。当供试品加水和酒石酸溶解后,可先加10%氢氧化钠试液和氰化钾试液,使锑形成稳定的配位化合物,再加硫化钠试液,这时锑不能生成有色硫化锑,因而不干扰铅的检出。

第二法:炽灼残渣法,适用于在水、乙醇中难溶,或能与重金属离子形成配位化合物的有机药物的检测。

将供试品炽灼破坏后,加硝酸加热处理,使有机物分解、破坏完全后,再按第一法进行检查。

除另有规定外,取炽灼残渣项下遗留的残渣,加硝酸0.5ml,蒸干,至氧化氮气体除尽后(或取供试品一定量,缓缓炽灼至完全炭化,放冷,加硫酸0.5～1.0ml,使恰湿润,用低温加热至硫酸除尽后,加硝酸0.5ml,蒸干,至氧化氮蒸气除尽后,放冷,在500℃～600℃炽灼使完全灰化),放冷,加盐酸2ml,置水浴上蒸干后加水15ml,滴加氨试液至对酚酞指示液显中性,再加醋酸盐缓冲液(pH3.5)2ml,微热溶解后,移置纳氏比色管中,加水稀释成25ml;另取配制供试品溶液的试剂,置瓷皿中蒸干后,加醋酸盐缓冲液(pH3.5)2ml与水15ml,微热溶解后,移置纳氏比色管中,加标准铅溶液一定量,再用水稀释成25ml;照上述第一法检查,即得。

炽灼温度对重金属检查影响较大,温度越高,重金属损失越多，例如铅在700℃经6h炽灼，回收率仅为32%。因此，应控制炽灼温度在500℃～600℃。

炽灼残渣加硝酸加热处理后，必须蒸干、除尽氧化氮，否则亚硝酸可氧化硫化氢析出硫，影响比色。蒸干后，残渣加盐酸，是使重金属成为氯化物。为了消除盐酸或其他试剂中可能夹杂重金属的影响，在配制供试品溶液时，如使用盐酸超过1ml（或与盐酸1ml相当的稀盐酸），使用氨试液超过2ml，以及用硫酸与硝酸进行有机破坏或其他试剂处理者，除另有规定外，在配制对照品溶液时应取同样量试剂在磁皿中蒸干后，加入对照管依法检查。

含钠盐或氟的有机药物在炽灼时能腐蚀瓷坩埚而引入重金属，应改用铂坩埚或硬质玻璃蒸发皿。安乃近及盐酸氟奋乃静中重金属的检查即如此。

第三法：硫化钠法，适用于难溶于稀酸但能溶解于碱性水溶液的药物的检测，如磺胺类、巴比妥类药物等。

在碱性介质中，以硫化钠为显色剂，使Pb^{2+}生成PbS微粒的混悬液，与一定量标准铅溶液经同法处理后所呈颜色比较，不得更深。

除另有规定外，取供试品适量，加氢氧化钠试液5ml与水20ml溶解后，置纳氏比色管中，加硫化钠试液5滴，摇匀，与一定量的标准铅溶液同法处理后的颜色比较。

硫化钠试液对玻璃有一定的腐蚀性，且久置后会产生絮状物，应临用新制。

第四法：微孔滤膜法，适用于重金属限量低的药物的检测使重金属生成的硫化物富集于微孔滤膜上，比较供试品和一定量的标准铅溶液同法处理后产生的色斑深浅，确定重金属是否超过限量。

试验装置所用滤器由具有螺纹丝扣并能密封的上下两部分，以主垫圈、滤膜和辅助滤板所组成，见图3-1。

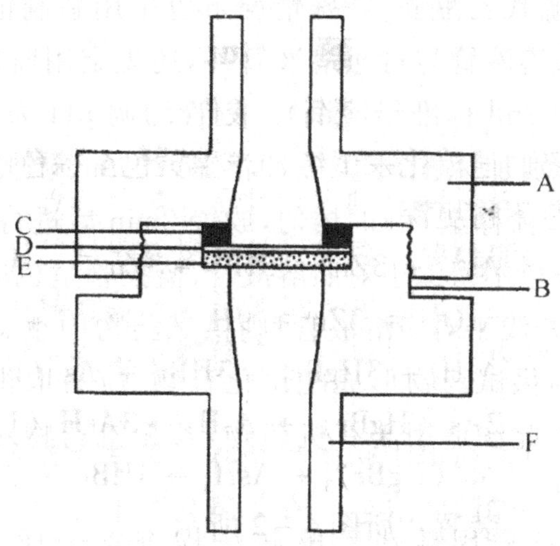

图 3-1　微孔滤膜过滤法检查重金属装置

A—滤器上盖部分，入口处应能与 50ml 注射器紧密连接；
B—连接头；C—垫圈(外径 10mm，内径 6mm)；
D—滤膜，直径 10mm，孔径 3～0μm；E—尼龙垫网，直径 10mm；
F—滤器下部，出口处套上一合适橡皮管

精密量取标准铅溶液一定量，用水或规定溶剂稀释成10ml，加入醋酸盐缓冲液(pH3.5)2ml 与硫代乙酰胺试液1.0ml，摇匀，放置 10min，用 50ml 注射器转移至滤器中滤过(滤速约 1 ml/min)，滤毕，取下滤膜，放在滤纸上干燥，制得标准铅斑；另取供试溶液 10ml，照标准铅斑的制备法，自“加入醋酸盐缓冲液(pH3.5)2ml”起，依法操作，生成的铅斑与标准铅斑比较，不得更深。

供试品溶液如有色或浑浊，应进行预滤。如滤膜上有污染，应更换滤膜再滤，直至滤膜无污染，再制备铅斑、检查。

因重金属限量低时，用纳氏比色管难以观察比较，改用微孔滤膜法，将重金属的硫化物富集于滤膜上，比较色斑颜色深浅，可以提高检查的灵敏度。BP(2000)亦采用此方法，所用的过滤装置也相似。

各国药典的重金属检查法不尽相同，USP(24)检查重金属时，主要使用硫代乙酰胺，特殊情况下也采用新制饱和硫化氢试液。除用供试溶液管与对照溶液管外，还规定用监控管（含25ml供试品溶液和2ml标准铅溶液）。三管均调pH为3.0～4.0，加水至40ml，分别加入醋酸盐缓冲溶液2.0ml、硫代乙酰胺试液1.2ml后，加水稀释至50ml，摇匀，放置2min后进行比较。规定：供试溶液管呈色不得深于对照溶液管；监控管呈色应深于或等于对照溶液管，若浅于对照溶液管，则供试药物中重金属可能不呈游离状态或与供试药物形成配位化合物，应另取供试品炽灼破坏后再检查。此法适用于有机药物，若无机药物对检查有干扰时则不能排除。

BP（2000）采用硫代乙酰胺法检查重金属。方法是：取12ml供试品溶液作为供试品管，标准铅溶液10ml加供试品溶液2ml，作为标准管，另取水（或其他溶剂）10ml和供试品溶液2ml作为空白对照管。上述三管在相同条件下显色后，供试品管所呈棕色不得深于标准管，标准管与空白管比较应显棕色。在标准管中加入一定量供试品溶液，目的是减小或消除供试品对检查的影响，空白管则用来检查标准管的呈色是否正常。

JP（14）使用硫化钠试液作为重金属检查的显色剂。硫化钠的纯度应很高，否则放置时易析出乳硫，影响比色。

3.3.5 砷盐检查法

砷盐是有毒的物质，多由药物生产过程所使用的无机试剂引入。和重金属一样，在多种药物中要求检查砷盐。《中国药典》采用古蔡氏法和二乙基二硫代氨基甲酸银法检查药物中微量的砷盐。

3.3.5.1 古蔡氏法

金属锌与酸作用产生新生态的氢，与药物中微量砷盐反应生成具挥发性的砷化氢，遇溴化汞试纸，产生黄色至棕色的砷斑，与一定量标准砷溶液所生成的砷斑比较，颜色不得更深。

$$As^{3+} + 3Zn + 3H^{+} \longrightarrow 3Zn^{2+} + AsH_3 \uparrow$$

$$AsO_3^{3-} + 3Zn + 9H^{+} \longrightarrow 3Zn^{2+} + 3H_2O + AsH_3 \uparrow$$

$$AsH_3 + 3HgBr_2 \longrightarrow 3HBr + As(HgBr)_3 \text{（黄色）}$$

$$2As(HgBr)_3 + AsH_3 \longrightarrow 3AsH(HgBr)_2 \text{（棕色）}$$

$$As(HgBr)_3 + AsH_3 \longrightarrow 3HBr + As_2Hg_3 \text{（棕黑色）}$$

装置如图 3-2 所示。

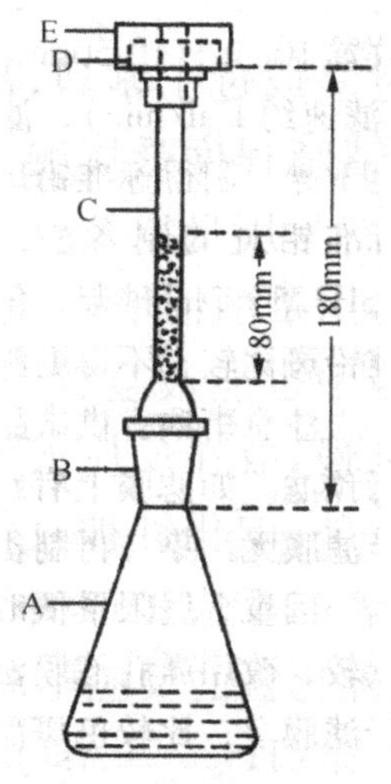

图 3-2 古蔡氏法检砷装置

A—砷化氢发生瓶；B—中空磨口塞；C—导气管；

D—具孔有机玻璃旋塞；E—具孔有机玻璃旋塞盖

测试时，于导气管 C 中装入醋酸铅棉花 60mg（装管高度约 60～80mm），再于旋塞 D 的顶端平面上放一片溴化汞试纸，盖上旋塞 E 并旋紧。标准砷斑的制备：精密量取标准砷溶液 2ml，置 A 瓶中，加盐酸 5ml 与水 21ml，再加碘化钾试液 5 ml 与酸性氯化亚锡试液 5 滴，在室温放置 10min 后，加锌粒 2g，立即将装妥的导气管 C 密塞于 A 瓶上，并将 A 瓶置 25℃～40℃水浴中，反应 45min，取出溴化汞试纸，即得。

另取规定量的供试品，加盐酸 5ml 与水 23 ml 溶解后，照标准砷斑制备，自“再加碘化钾试液 5ml”起，依法操作。将生成的砷斑与标准砷斑比较，不得更深。

用三氧化二砷配制贮备液，于临用前取贮备液新鲜配制标准砷溶液，每 1ml 标准砷溶液相当于 1μg 的 As。《中国药典》制备标准砷斑采用 2ml 标准砷溶液（相当 2μg As），所得砷斑清晰。砷溶液浓度过大或偏小，制得的砷斑将过深或偏浅，影响比色正确性。因此，药物的含砷限量不同时，应按规定限量改变供试品取量。

氢气发生的速度过缓或过于剧烈，都将影响砷化氢的逸出速度，使砷斑的色泽和清晰程度受影响。而氢气的发生速度与溶液的酸度、锌粒的粒度与用量以及反应温度等有关。所用锌粒应无砷，粒度较大时，用量酌情增加。反应时间延长为 1h。

五价砷在酸性溶液中也能被金属锌还原为砷化氢，但生成砷化氢的速度较三价砷慢，故在反应液中加入碘化钾及氯化亚锡将五价砷还原为三价砷，碘化钾被氧化生成的碘又可被氯化亚锡还原为碘离子，后者与反应中产生的锌离子能形成稳定的配位离子，有利于生成砷化氢的反应不断进行。

$$AsO_4^{3-} + 2I^- + 2H^+ \longrightarrow AsO_3^{3-} + I_2 + H_2O$$

$$AsO_4^{3-} + Sn^{2+} + 2H^+ \longrightarrow AsO_3^{3-} + Sn^{4+} + H_2O$$

$$I_2 + Sn^{2+} \longrightarrow 2I^- + Sn^{4+}$$

$$4I^- + Zn^{2+} \longrightarrow [ZnI_4]^{2-}$$

氯化亚锡与碘化钾还可抑制锑化氢的生成，因锑化氢也能与溴化汞试纸作用生成锑斑。在试验条件下，100μg 锑存在也不致干扰测定。氯化亚锡又可与锌作用，在锌粒表面形成锌锡齐起去极化作用，从而使氢气均匀而连续地发生。

锌粒及供试品中可能含有少量硫化物，在酸性液中能产生硫化氢气体，与溴化汞作用生成硫化汞的色斑，干扰试验结果，故用醋酸铅棉花吸收硫化氢。《中国药典》附录规定用醋酸铅棉花 60rag，装管高度约 60～80mm，以控制醋酸铅棉花填充的松紧度，使既能免除硫化氢的干扰（100μgS^{2-} 存在也不干扰测定），又可使砷化氢以适宜的速度通过。

溴化汞试纸与砷化氢作用较氯化汞试纸灵敏，但所呈砷斑不够稳定，在反应中应保持干燥及避光，并立即与标准砷斑比较。

供试品若为硫化物、亚硫酸盐、硫代硫酸盐等，在酸性溶液中生成硫化氢或氧化硫气体，与溴化汞作用生成黑色硫化汞或金属汞，干扰砷斑检查。应先加硝酸处理，使氧化成硫酸盐，除去干扰，如硫代硫酸钠中砷盐的检查。

供试品若为铁盐，能消耗碘化钾、氯化亚锡等还原剂，影响测定条件，并能氧化砷化氢干扰测定。如检查枸橼酸铁铵中砷盐，需先加酸性氯化亚锡试液，将高铁离子还原为亚铁离子后再检查。

能溶解于水，且不干扰检查的药物，直接依法检查。多数环状结构的有机药物，因砷在分子中可能以共价键结合，要先进行有机破坏，否则检出结果偏低或难以检出。常用的有机破坏方法有碱破坏法和酸破坏法。《中国药典》采用碱破坏法，如酚磺酞、呋塞米等检查砷盐时，于供试品中加氢氧化钙先小火灼烧使炭化，再于 500℃炽灼至完全灰化。环状结构的有机酸碱金属盐如苯甲酸钠、对氨基水杨酸钠，用石灰法不能破坏完全，需用无水碳酸钠进行碱融破坏。此外也有用硝酸镁乙醇溶液进行灼烧破坏分解有机物，使砷生成非挥发性砷酸镁[$Mg_3(AsO_4)_2$]，残渣质轻，加盐酸后易于溶解。本法操作简便，易于灰化，用于有机药物破坏后砷能定量回收，但操作中需注意充分灰化，使硝酸镁完全分解为氧化镁。若有硝酸盐或亚硝酸盐残留，则在酸性液中能生成硝酸或亚硝酸，影响砷化氢的生成。

含锑药物，如葡萄糖酸锑钠，用古蔡氏法检查砷时，锑盐也可被还原为锑化氢，与溴化汞试纸作用，产生灰色锑斑，干扰砷斑的检出：

$$SbH_3 + HgBr_2 \longrightarrow SbH_2(HgBr) + HBr$$

可改用白田道夫(Betterdorff)法检查砷盐。方法原理是氯化亚锡在盐酸中将砷盐还原成棕褐色的胶态砷，与一定量标准砷溶液用同法处理后的颜色比较，可控制供试品中的砷量：

$$2As^{3+} + 3SnCl_2 + 6HCl \longrightarrow 2As\downarrow + 3SnCl_4 + 6H^+$$

此法的反应灵敏度以 As_2O_3 计为 20μg。

3.3.5.2　二乙基二硫代氨基甲酸银法

本法为《中国药典》和《美国药典》收载的方法，不仅可用砷盐的限量检查，也可用作微量砷盐的含量测定。

金属锌与酸作用，产生新生态的氢，与微量砷盐反应，生成具有挥发性的砷化氢；砷化氢遇二乙基二硫代氨基甲酸银，使其还原产生红色的胶态银，用目视比色法或在 510nm 波长处测定吸光度，再与一定量标准砷溶液用同法处理后得到的有色溶液进行比较。

$$AsH_3 + 6As(DDC) + 3\,\text{N} \longrightarrow As(DDC)_3 + 6Ag + 3\,\text{N}\cdot HDDC$$

装置如图 3-3 所示。

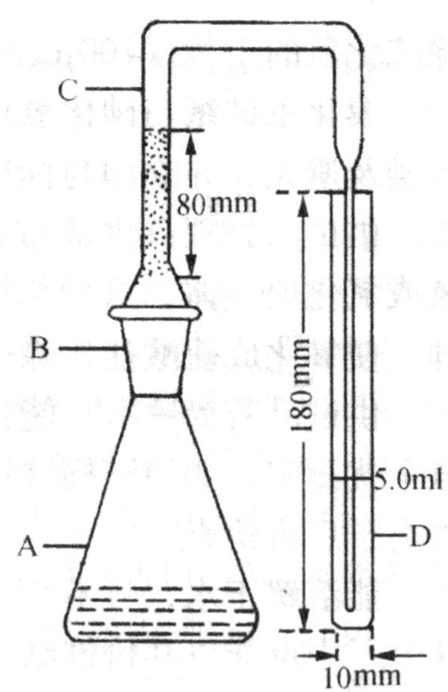

图 3-3　Ag(DDC)法检砷装置

A—100ml 标准磨口锥形瓶；B—为中空的标准磨口塞；

C—导气管；D—平底玻璃管

在砷化氢发生瓶A中，供试品溶液(或标准砷溶液)的试验条件(如加酸量和试剂用量)均同古蔡氏法，加锌粒后立即将生成的砷化氢导入盛有Ag(DDC)溶液5.0ml的D管中，将A瓶置25%～40%水浴中，反应45min后，取出D管，添加三氯甲烷至5.0ml混匀。将供试溶液D管和对照溶液D管同置白色背景上，自管上方向下观察比色。必要时，可将吸收液分别移入1cm吸收池中，以Ag(DDC)溶液为空白，于510nm波长处，测定吸光度，供试溶液的吸光度不得大于标准砷对照液的吸光度。

注意事项：当As浓度在1～10μg/40ml范围内时，线性关系良好，显色在2h内稳定，重现性好，并可测得砷盐含量。

本法需用有机碱吸收反应中产生的HDDC。USP(24)检查砷盐时，配制了0.5%Ag(DDC)的吡啶溶液，检测灵敏度可达0.5 μg As/30ml，不足的是吡啶有恶臭。《中国药典》采用0.25%Ag(DDC)的三乙胺-三氯甲烷(1.8∶98.2)溶液，灵敏度略低于采用吡啶溶液者。也有文献报道使用三乙醇胺、马钱子碱、麻黄碱等有机碱的三氯甲烷溶液，但检测灵敏度均不及使用吡啶的好。

锑化氢与Ag(DDC)的反应灵敏度较低，约35μg的锑化氢反应后的吸光度仅与1μg砷化氢反应所得吸光度相当。反应液中加入40%氯化亚锡溶液3ml、15%碘化钾溶液5ml时，500μg的锑也不干扰测定。

3.3.6 酸碱度检查法

《中国药典》用酸度、碱度、酸碱度、水溶性酸、水溶性碱、游离碱和pH衡量药物中的酸碱性杂质。具体检查方法有以下三种：

3.3.6.1 酸碱度滴定法

取一定量的供试品溶于一定体积的溶液中，加入一定量的指示液，用规定浓度的酸碱滴定液滴定酸碱性杂质的限量，判断供试品是否符合规定。例如，药典中检查氯化钠的酸大碱度时，规定取本品 5.0g，加水 50ml 溶解后，加麝香草酚蓝指示液 2 滴，如显黄色，加氢氧化钠滴定液（0.02mol/L）0.10ml，应变为蓝色；如显蓝色或绿色，加盐酸滴定液（0.02mol/L）0.20ml，应变为黄色。从上述规定可以算出本品 100g 中所含酸性杂质不得大于 0.04mmol，或所含碱性杂质不得大于 0.08mmol。

3.3.6.2 指示剂法

在一定量的供试品中加入规定指示液，根据指示液的颜色变化来控制酸碱性杂质的限量。例如，检查蒸馏水的酸碱度时，药典规定取本品 10ml，加甲基红指示液 2 滴，不得显红色；另取 10ml，加溴麝香草酚蓝指示液 5 滴，不得显蓝色。根据甲基红的变色范围 pH4.2～6.3（红一黄）和溴麝香草酚蓝的变色范围 pH6.0～7.6（黄一蓝）判断，蒸馏水的 pH 应为 4.2～7.6。

3.3.6.3 pH 测定法

照药典附录中的规定用电位法测定供试品溶液的 pH，以控制其酸碱性杂质的限量，pH 测定法比上述两种方法的准确度高。例如，注射用水的酸碱性杂质不用指示剂法检查，而用电位法测 pH，应为 5.0～7.0。注射液、配制注射剂用的原料药或酸碱性大小明显影响稳定性的药物，多数要检查 pH。例如，按药典方法测定青霉素钾及其注射剂的 pH 应为 5.0～7.5，对氨基水杨酸的 pH 应为 6.5～8.5，苯巴比妥钠的 pH 应为 9.5～10.5，磺胺嘧啶钠注射液的 pH 应为 9.5～11.0，葡萄糖注射液的 pH 应为 3.2～5.5。

3.3.7 溶液颜色检查法

有色杂质可能在药物的生产过程中引入，也可能由贮藏过程产生。对溶液颜色进行检查，可控制药物中有色杂质的含量。《中国药典》采用的检查方法有三种。

3.3.7.1 目视比色法

取各药品项下规定量的供试品，加水溶解，置于 25ml 纳氏比色管中，加水稀释至10ml。另取规定色调和色号的标准比色液10ml，置于纳氏比色管中，两管同置白色背景上，自上向下透视或平视观察，供试品管呈现的颜色与对照管比较，不得更深。

标准比色液系由比色用重铬酸钾液、比色用氯化钴液和比色用硫酸铜液，按一定比例配成黄绿、黄、橙黄、橙红和棕红5种不同色调的贮备液，再加不同量的水稀释制成10个色号。检查时，根据供试品所含有色杂质的颜色及对有色杂质的限量要求，选择相应色号的标准比色液作为对照液，进行比较。例如注射用对氨基水杨酸钠溶液颜色的检查：取供试品1瓶，加水溶解制成每1ml中含0.2g的溶液，与黄色6号标准比色液比较，不得更深。

当供试液的色调与标准比色液不一致时，可由上述三种比色原液按规定方法配制对照液（如烟酸中碱性溶液颜色检查），或者采用第二法（分光光度法）、第三法（色差计法）。

3.3.7.2 分光光度法

除另有规定外，取规定量的供试品，加水溶解使成10ml，必要时过滤（除去不溶性杂质对吸光度测定的干扰），滤液于规定波长处测定，吸光度不得超过规定值。

3.3.7.3 色差计法

本法是通过色差计直接测定溶液的透射三刺激值，对其颜色进行定量表述和分析的方法。当目视比色法较难判定供试品与标准比色液之间差异时，应考虑采用本法进行测定与判断。

供试品与标准比色液之间的颜色差异，可以通过分别比较它们与水之间的色差值来得到，也可以通过直接比较它们之间的色差值来得到。

自然界中的每种颜色都可以用红、绿、蓝三原色按适当的比例混合而成。三刺激值即是在给定的三色系统中与待测色达到色匹配所需要的三个原刺激量。色差计的工作原理是模拟人眼的视觉系统，利用仪器内部的模拟积分光学系统，把光谱光度数据的三个刺激值进行积分而得到颜色的数学表达式，从而计算出对比色的色差。

除另有规定外，用水对仪器进行校准。取按各品种项下规定方法分别制得的供试品溶液和标准比色液，置仪器上进行测定，供试品溶液与水的色差值 ΔE^* 应不超过相应色调的标准比色液与水的色差值 ΔE_0^*。

也可以将预先测定好的各色调色号的标准比色液对水的标准色差值 ΔE_0^* 输入到仪器，然后直接测量供试品溶液对水的色差值 ΔE^*；若 ΔE^* 值大于 ΔE_0^*，则供试品溶液颜色不合格；若 ΔE^* 值小于等于 ΔE_0^*，则供试品溶液颜色合格。

用仪器方法测定颜色，不但能够精确、定量地测定颜色和色差，而且比目测法更为科学客观，且不随时间、地点、人员变化而发生变化。

3.3.8 易炭化物检查法

易炭化物检查法是检查药物中遇硫酸易炭化或易氧化而呈色的微量有机杂质。这类杂质多数结构未知，用硫酸呈色的方法可以简便地控制它们的总量。

取内径一致的比色管两支：甲管中加各品种项下规定的对照液 5ml；乙管中加硫酸[含 H_2SO_4 94.5%～95.5%(g/g)]5ml 后，分次缓缓加入规定量的供试品，振摇使溶解。除另有规定外，静置 15min 后，将甲乙两管同置白色背景前，平视观察，乙管中所显颜色不得较甲管更深。

比色时，应将甲、乙两管同置白色背景前，平视观察比较，判断结果。供试品为固体时，应先研成细粉，以利于溶解、呈色和检出。如需加热才能溶解时，可取供试品与硫酸混合均匀，加热溶解，放冷至室温。再移至比色管中。硫酸的浓度、反应温度与时间均影响易炭化物所呈现的颜色，必须按规定严格控制。

3.3.9 溶液澄清度检查法

澄清度可反映药物溶液中的微量不溶性杂质的存在情况，

在一定程度上可反映药品的质量和生产的工艺水平，对于供制备注射液用原料药物的纯度检查，尤为重要。

乌洛托品在偏酸性条件下水解产生甲醛，甲醛与肼缩合生成不溶于水的甲醛腙白色混浊。

$$(CH_2)_6N_4 + 6H_2O \longrightarrow 6HCHO + 4NH_3$$

$$HCHO + H_2N-NH_2 \longrightarrow H_2C=N-NH_2 \downarrow + H_2O$$

在室温条件下，将用水稀释至一定浓度的供试品溶液与等量的浊度标准液分别置于配对的比浊用玻璃管（内径 15～16mm，平底，具塞，以无色、透明、中性硬质玻璃制成）中，在浊度标准液制备后 5min，在暗室内垂直同置于伞棚灯下，照度为 1000lx，从水平方向观察、比较，以检查溶液的澄清度或其浑浊程度。除另有规定外，供试品溶解后应立即检视。

《中国药典》规定，供试品溶液的澄清度与所用溶剂相同或未超过 0.5 号浊度标准液时，为澄清；供试品溶液的乳色比 0.5 号明显，而不及 1 级时，称为浊度 0.5 号；其余依此类推。BP(2000)用同样方法进行澄清度检查，其对照混悬液Ⅰ、Ⅱ及Ⅲ分别与我国药典浊度标准液 1，2，3 号相当。浊度未超过Ⅰ号对照混悬液即为澄清，限量较我国稍宽。

多数药物的澄清度检查以水为溶剂，但也有或同时有用酸、碱或有机溶剂（如乙醇、甲醇、丙酮）作溶剂的。有机酸的碱金属盐类药物强调用“新沸过的冷水”，因为水中若溶有二氧化碳，将影响溶液的澄清度；当检查后的溶液还需供“酸度”检查用时，也应强调用“新沸过的冷水”。

供制备注射用的原料药物往往既要检查溶液澄清度又要检查溶液颜色，如华法林钠的检查：取本品 0.20g，加丙酮 10ml 溶解后，溶液应澄清无色；如显混浊与 1 号浊度标准液比较，不得更浓；如显色，置 4cm 吸收池中，采用分光光度法检查，在 460nm 波长处测定的吸光度，不得超过 0.12。

3.4 特殊杂质的检查方法

不同的药物，由于其合成工艺、原料和结构性能等不同，在生产和贮藏过程中可能引入特有的杂质，即特殊杂质。药物中特殊杂质的检查，主要是根据药物和杂质在物理和化学性质上的差异来进行的，方法的专属性十分关键。

3.4.1 利用药物和杂质在物理性质上的差异

3.4.1.1 臭味及挥发性的差异

药物中如存在具有特殊气味的杂质，可以由气味判断该杂质的存在。例如黄凡士林中异性有机物检查。异性有机物主要是指非烃类有机物，利用其灼烧时产生异味可检查黄凡士林精制的程度。

对于乙醇、冰醋酸、苯酚、氟烷、浓过氧化氢溶液等挥发性药物中所含不挥发性杂质的检查，一般步骤为：先将供试品水浴加热，使药物挥发，再将残渣于 105℃烘至恒重，称量。规定：称得的重量不得超过一定值。如过氧化氢不稳定，通常在其溶液中加入适当稳定剂（主要是无机盐及硼酸等不挥发性物质），以防止和降低其分解。《中国药典》对浓过氧化氢溶液中不挥发物质的检查规定：取本品 10ml，置水浴上蒸干，并在 105℃干燥至恒重，遗留残渣不得过 15mg。

3.4.1.2 颜色的差异

某些药物自身无色，但从生产中引入了有色的有关物质，或其分解产物有颜色。采用检查供试品溶液颜色的方法，可以控制药物中有色杂质的量。如磺胺嘧啶的检查规定：取本品 2.0g，加氢氧化钠试液 10ml 溶解后，加水至 25ml，溶液应澄清无色；如显色，与黄色 3 号标准比色液比较，不得更深。磺胺嘧啶在碱性溶液中显示的色泽源于磺胺苯环上胺基被氧化而生成有色的偶氮苯化合物。

又如《中国药典》对酚酞的乙醇溶液颜色检查规定：溶液应无色或几乎无色。以此控制生产时可能引入的碱性杂质及羟基蒽醌黄色氧化物等杂质。

3.4.1.3　溶解行为的差异

有的药的可溶于水、有机溶剂或酸、碱中，而其杂质不溶；或反之，杂质可溶而药物不溶。《中国药典》利用药物和其杂质溶解行为的差异，对多种药物进行杂质检查。如吡哌酸在碱溶液中易溶，而其可能杂质双吡哌酸甲酯（Ⅰ）及吡哌酸酯（Ⅱ）均为碱中不溶物。选用氢氧化钠作为溶剂，控制供试品溶液的澄清度，可以限制（Ⅰ）、（Ⅱ）的量。由于（Ⅱ）长时间处于氢氧化钠试液中，将因分解而溶解，因此进行此项检查时，要求观察迅速。

3.4.1.4　旋光性质的差异

具有旋光性的物质称为光学活性物质。

比旋度（或旋光度）的数值可以用来反映药物的纯度，限定杂质的含量。如《中国药典》规定黄体酮在乙醇中的比旋度为＋186°至＋198°，如供试品的测定值不在此范围，则表明其纯度不符合要求。这是因为黄体酮及其生产中间体（醋酸双烯醇酮、醋酸妊娠烯醇酮及妊娠烯醇酮）在乙醇中的比旋度差异很大，若供试品中所含的这些杂质超过限量，则测得的比旋度将偏离规定范围。

若药物本身没有旋光性，而其杂质有，则可以通过限定药物溶液的旋光度值来控制相应杂质的量。例如，《中国药典》对硫酸阿托品中莨菪碱的检查规定：供试品水溶液（50mg/ml）的旋光度不得过－0.4℃。

3.4.1.5　对光吸收性质的差异

若药物和杂质对光的吸收存在着显著差异，可利用这些差异对药物中存在杂质及其量加以控制。以下介绍几种常见分光光度法在这方面的应用。

(1)紫外分光光度法

当杂质在某一波长处有最大吸收,而药物在此无吸收时,可以通过控制供试品溶液在此波长处的吸光度来控制杂质的量。《中国药典》收载了较多这样的实例,如地蒽酚中二羟基蒽醌的检查。二羟基蒽醌为地蒽酚合成工艺的原料及氧化分解产物。该杂质的三氯甲烷溶液在 432nm 波长处有最大吸收($E_{1cm}^{1\%}$ 495),而地蒽酚在该波长处几乎无吸收($E_{1cm}^{1\%}$ 2.2)(图 3-4)。规定 0.01%的地蒽酚三氯甲烷溶液在 432nm 波长处的吸光度不得过 0.12,即可控制二羟基蒽醌的量不大于 2.0%。

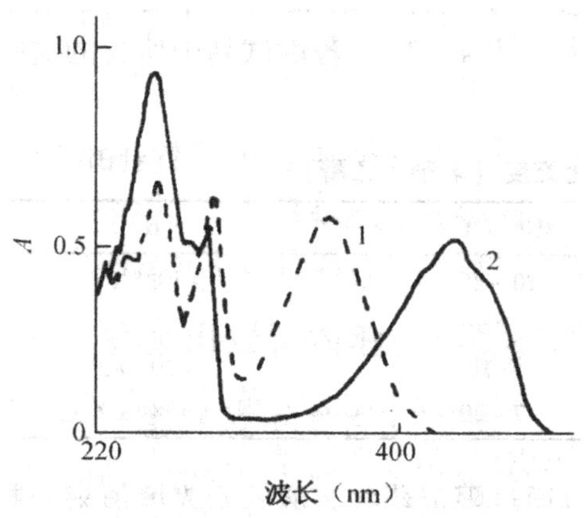

图 3-4 地蒽酚和二羟基蒽醌的紫外吸收光谱

1—0.001%地蒽酚的三氯甲烷溶液;

2—10.0009%二羟基蒽醌的三氯甲烷溶液

有的杂质紫外吸收光谱与药物的紫外吸收光谱重叠,但可以通过控制供试品溶液的吸光度比值来控制杂质的量。如苯丙醇中苯丙酮的检查,苯丙醇由苯丙酮还原、最后减压蒸馏制得,二者在常压或减压的条件下沸点接近[苯丙醇在常压下(760mmHg)沸点为 219℃,在减压后(20mmHg)沸点为 111.3℃;苯丙酮在常压下(760mmHg)沸点为 218℃,在减压后(20mmHg)沸点为 107.6℃],在蒸馏时,可能有少量的苯丙酮混入成品中;另外,本品在储存中还可能受环境因素的影响而被氧化生成苯丙酮。苯丙醇与苯丙酮的乙醇溶液的紫外吸收光谱严重重叠(图 3-5),但在苯丙醇纯品中加入不同量的苯丙酮,测定吸光度比值($\frac{A_{247nm}}{A_{258nm}}$)与含酮量呈直线关系。基于苯丙醇纯品$\frac{A_{247nm}}{A_{258nm}}$的比值为 0.59,苯丙醇中含苯丙酮为 0.5%时的$\frac{A_{247nm}}{A_{258nm}}$比值为 0.79,规定供试品$\frac{A_{247nm}}{A_{258nm}}$的比值不得大于 0.79,即所含苯丙酮的量则小于 0.5%。

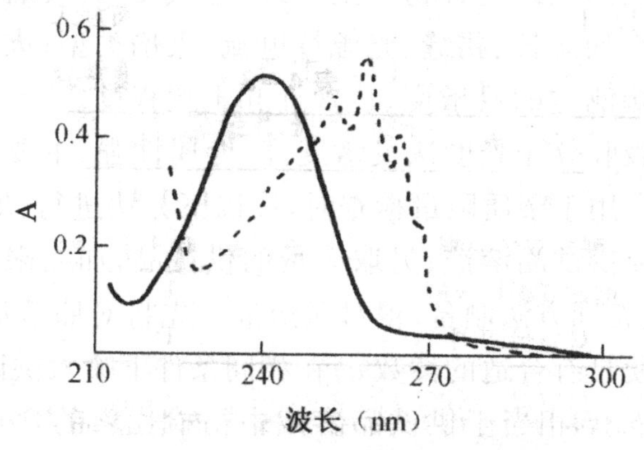

图 3-5　苯丙醇和苯丙酮的紫外吸收光谱

-----苯丙醇在乙醇中的吸收曲线(0.04%);

——苯丙酮在乙醇中的吸收曲线(0.0005%)

若药物在紫外区有明显吸收,而杂质吸收很弱或没有吸收,可以根据吸光度大小限制杂质的量。如头孢噻吩钠检查项下,有"吸光度"测定:取本品,加水制成每 1ml 中含 201μg 的溶液,照分光光度法,在 237nm 波长处测定,其吸光度为 0.65~0.72。实验证是 237nm 的吸收特征是噻吩乙酰基产生的,产品在精制过程中如未有效地除去噻吩乙酸,则会导致吸光度上升;另外若有部分产品降解,则吸光度下降。因此规定供试品吸光度的上下限幅度,可在一定程度上控制产品的纯度。

(2)原子吸收分光光度法

原子吸收分光光度法是通过测定药物中所含待检元素的原子蒸气,吸收发自光源的该元素特定波长光的程度,以求出供试药物中待检元素含量的方法。

原子吸收分光光度法所用仪器为原子吸收分光光度计,它由光源、原子化器、单色器和检测器等部分组成,其中光源和原子化器有别于其他分光光度计。光源通常用待检元素作为阴极的空心阴极灯,原子化器由雾化器及燃烧灯头组成。燃烧火焰由不同类型的气体混合物产生,常用空气-乙炔火焰。仪器的某些工作条件如波长、狭缝、光源灯电流、火焰类型、火焰状态的变化等可影响测定的灵敏度、重现性和干扰程度。

原子吸收分光光度法灵敏度高,专属性强,主要用于金属元素的测定。用于杂质限量检查时,按以下方法进行:取供试品,按规定配制成供试品溶液;另取等量的供试品,加入限量的待检元素溶液,按相同方法制备,得对照溶液。先将对照溶液喷入火焰,调节仪器使具有合适的读数 a;在相同条件下喷入供试品溶液,记录其读数 b。b 相当于供试品溶液中待检元素的含量;$(a-b)$ 相当于对照品溶液中按限量加入的待检元素的量。当 $b<(a-b)$ 时,供试品中所含杂质元素符合规定;当 $b>(a-b)$ 时,供试品中所含杂质元素超过限量,不合格。在待检杂质溶液中加入等量供试品,是为了消除背景对测定的影响。《中国药典》采用本法检查碳酸锂中钾和钠盐,以及肝素钠中钾盐的量。

如碳酸锂中钾盐的检查:取本品 0.10g 两份,分别置 50ml 量瓶中,各加盐酸溶液(1→2)10ml 溶解后,一瓶中加水稀释至刻度,摇匀,作为供试品溶液;另一瓶中加标准氯化钾溶液(精密称取在 150℃ 干燥 1h 的分析纯氯化钾 191mg,置 1000ml 量瓶中,用水稀释至刻度,摇匀,精密量取 10ml,置 100ml 量瓶中,用水稀释至刻度,摇匀)3.0ml,并用水稀释至刻度,摇匀,作为对照溶液。在 766.5nm 的波长处测定,应符合规定(0.030%)。

原子吸收分光光度法检查药物中杂质的方法,在国内应用日益增多，如曾用于测定丹参、维生素 C、硫酸庆大霉素和安痛定等的 Na、K、Ca、Mg 含量。此外，对 28 个品种的铁盐进行了限度试验等。

(3)红外分光光度法

红外分光光度法在杂质检查中主要用于药物中无效或低效晶型的检查。某些多晶型药物由于其晶型结构不同，一些化学键的键长、键角等发生不同程度的变化，从而导致红外吸收光谱中某些特征峰的频率、峰形和强度出现显著差异。利用这些差异，可以检查药物中低效(或无效)晶型杂质，结果可靠，方法简便。

甲苯咪唑中 A 晶型的检查即采用红外分光光度法。无效 A 晶型在 $640cm^{-1}$ 处有强吸收，药物 C 晶型在此波长的吸收很弱；而在 $662cm^{-1}$ 处，A 晶型的吸收很弱，C 晶型却有较强吸收。当供试品中含有 A 晶型时，在上述二波数处的吸光度比值将发生改变。《中国药典》采用供试品与对照品同法操作，供试品的吸光度比值应小于对照品比值的方法，限制 A 晶型的量。检查方法为：取供试品与含 10％A 晶型的甲苯咪唑对照品各约 25mg，分别加液状石蜡 0.3ml，研磨均匀，制成厚度约 0.15mm 的石蜡糊片，同时制作厚度相同的空白液状石蜡糊片作参比，用红外分光光度法测定并调节供试品与对照品在 $803cm^{-1}$ 处的透光率为 90％～95％，分别记录 620～$803cm^{-1}$ 范围的红外吸收图谱(图 3-6)。

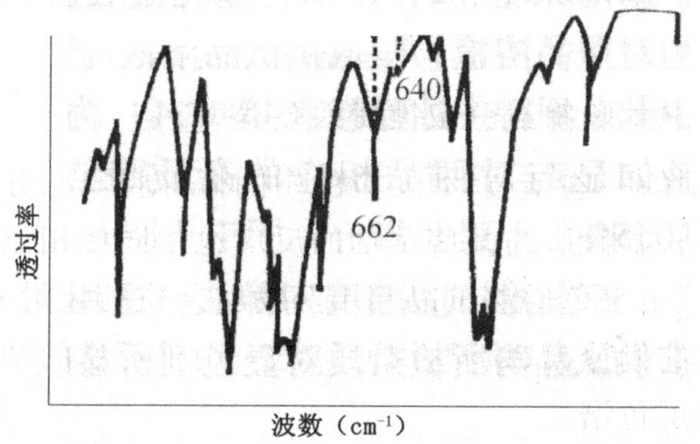

图 3-6　甲苯咪唑中 A 晶型检查的红外光谱图

在约 620cm^{-1}和 803cm^{-1}处的最小吸收峰间连接一基线，以消除背景吸收；再于约 640cm^{-1}和 662cm^{-1}处的最大吸收峰之顶处作垂线使与基线相交，从而得到此二波数处的最大吸收峰的校正吸收值（即用基线法消除背景吸收后的吸收值）。设含有 10％A 晶型的甲苯咪唑对照品在 640cm^{-1}处的校正吸收值为 D_1 在 662cm^{-1}处的校正吸收值为 D_2，比值 $R=\frac{D_1}{D_{22}}$；供试品在 640cm^{-1}处的校正吸收值为 D_1，在 552cm 一处的校正吸收值为 D'_2，比值 $R'=\frac{D'_1}{D'_2}$。R'应小于 R，即本品中的 A 晶型含量应在 10％以下。

（4）荧光分析法

某些药物受紫外光或可见光照射后能发射出比激发光波长长的荧光。利用物质的激发和发射光谱，对物质进行分析的方法即为荧光分析法。荧光分析法灵敏度高，专属性强，在药物的鉴别、检查和含量测定中均有应用。

《中国药典》对利血平中氧化产物的检查就采用荧光分析法。利血平纯品几乎无荧光，但它在生产或储存过程中，因光照和有氧存在而易氧化变质。最初的氧化产物 3，4-二去氢利血平（Ⅰ）具有黄绿色荧光，进一步氧化得 3，4，5，6-四去氢利血平（Ⅱ）显蓝色荧光。由于光氧化产物无降压作用，因此应限制它们的量。规定：供试品置紫外光灯（365nm）下检视，不得显明显的荧光。

3.4.1.6 吸附或分配性质的差异

药物中的一些杂质，如反应的中间体、副产物、分解产物等，和药物的结构相近，与某些试剂的反应也相同或相似，必须分离后再检查。由于色谱法可以利用药物与杂质的吸附或分配性质的差异，将它们分离、检测，因而广泛应用于药物的杂质检查中。

（1）薄层色谱法

薄层色谱法简便、快速，灵敏度也较高，又不需要特殊设备，在杂质检查中应用很多。

(2)纸色谱法

通常用于极性较大物质的分离、分析。有时也用于检查放射性药的注射液(或溶液)中的放射化学杂质。纸色谱法较薄层色谱法展开时间长,斑点较扩散,不能用强酸等腐蚀性显色剂等,因而应用不如薄层色谱法广泛。

《中国药典》采用纸色谱法检查地高辛、盐酸苯乙双胍、羟基脲等药物中的有关物质。地高辛中洋地黄毒苷系提取过程中可能引入的杂质。检查时,取供试品与洋地黄毒苷对照品,分别加甲醇-三氯甲烷(1∶1)制成每 1ml 中含供试品 5.0mg 的溶液与每 1ml 中含对照品 0.30mg 的溶液。吸取上述两种溶液各 10μl,分别点于同一色谱滤纸上,以新制甲酰胺的饱和二甲苯-丁酮溶液上行展开,120℃烘干,放冷,喷以新制的三氯醋酸-三氯甲烷溶液,再在 100%烘干,放冷,置紫外光灯(365nm)下检视。供试品溶液如显杂质斑点,其荧光强度与对照品溶液的主斑点比较,不得更强。

(3)高效液相色谱法

高效液相色谱法不仅分离效能高,而且可以准确地测定各组分的峰面积,在杂质检查中应用日益增多,特别是已使用高效液相色谱法测定含量的药物,可采用同一色谱条件进行杂质检查。

采用高效液相色谱法检查杂质,《中国药典》规定应按各品种项下要求,对仪器进行系统适用性试验,以保证仪器达到要求。色谱图的记录时间,除考虑各杂质的保留时间外,一般为主峰保留时间的倍数。为了对杂质峰准确积分,检查前应使用一定浓度的对照品溶液调节仪器的灵敏度。

(4)气相色谱法

除药物中残留溶剂外,一些挥发性特殊杂质也可以采用气相色谱法检查。检查的方法与高效液相色谱法相同,以下举例说明之。

3.4.2 利用药物和杂质在化学性质上的差异

3.4.2.1 酸碱性的差异

若杂质具有酸、碱性，可采用如下方法检查。

(1)规定消耗滴定液的体积

如己酸羟孕酮中有过量的正己酐、对甲苯磺酸等存在时，可能使酸度增加。《中国药典》对在“酸度”检查项中规定：取本品0.02g，加中性无水乙醇(对溴麝香草酚蓝指示液显中性)加25ml溶解后，立即加溴麝香草酚蓝指示液数滴并用氢氧化钠滴定液(0.02mol/L)滴定至显微蓝色，消耗氢氧化钠滴定液不得过0.50ml。

(2)pH法

乙琥胺中酸度的检查，主要检查酰胺化(环合)未完全的2-甲基-2-乙基丁二酸。取本品0.10g，加水10ml使溶解，以玻璃电极为指示电极，用酸度计进行测定，pH应为3.0～4.5。

(3)指示剂法

苯巴比妥中因苯基丙二酰脲分子中5位碳原子上的氢受相邻二羧基影响，酸性较本品强，能使甲基橙指示液显红色，故其水溶液加甲基橙指示液不得显红色来控制该杂质。

利用酸碱性的不同，可以通过提取方式，分离药物及其杂质，再进行检查。如盐酸吗啡中“其他生物碱”的检查。“其他生物碱”指吗啡提取过程中可能带入的可待因、蒂巴因、罂粟碱、那可汀等。这些物质具有碱性，而吗啡系一两性化合物，采用在强碱性的条件下，以三氯甲烷提取吗啡供试品，蒸去有机溶剂，称重的处理，可检出盐酸吗啡中“其他生物碱”的量。

3.4.2.2 氧化还原性的差异

利用药物与杂质之间的氧化还原电位的差异进行检查。

氯化钠中检查碘化物或溴化物，由于$E_{2Cl}^{Cl_2}=+1.9595V>E_{2Br}^{Br_2}=+1.065V>E_{2I}^{I_2}=+0.5345V$，故在检查碘化物时，于供试

品中加入新配制的淀粉混合液[内含硫酸液(0.025mol/L)及亚硝酸钠试液]湿润，置日光下观察，若含碘化物则被亚硝酸氧化析出碘而淀粉显蓝色。《中国药典》规定 5min 内不得显蓝色痕迹。检查溴化物时，在供试品溶液中，加盐酸与三氯甲烷后，滴加氯胺 T 溶液，若含溴化物则被氯胺 T 氧化析出溴，在三氯甲烷中显黄色，与一定量标准溴化钠溶液用相同方法制成的对照液比较，不得更深，以控制溴化物含量。在上述试验条件下氯化物不被氧化。

盐酸可卡因中检查肉桂酰可卡因与其他易氧化物。可卡因与肉桂酰可卡因共存于古柯叶中。肉桂酰可卡因系饱和酸的酯，含有双键，与硫酸及高锰酸钾共存时，使高锰酸钾褪色。利用这一特点。《中国药典》规定：取供试品 0.10g，加水 5ml 溶解后，加 5% 硫酸溶液 0.3ml 与高锰酸钾滴定液(0.02mol/L) 0.10ml，密塞，在 15℃～20℃的暗处放置 30min，紫色不得完全消失。

盐酸吗啡中阿扑吗啡的检查。吗啡在酸性溶液中受热，可以脱水；经分子重排，生成阿扑吗啡。该杂质在碳酸氢钠碱性条件下，被碘试液氧化生成水溶性绿色化合物，乙醚提取，醚层显深宝石红色，水层仍显绿色。盐酸吗啡中阿扑吗啡限量检查方法规定：取本品 50mg，加水 4ml 溶解后，加碳酸氢钠 0.10g 与 0.1mol/L 碘溶液 1 滴，加乙醚 5ml，振摇提取，静置分层后，乙醚层不得显红色，水层不得显绿色。

3.4.2.3　杂质与一定试剂反应产生沉淀

利用药物中存在的杂质能与一定试剂发生沉淀反应而检查杂质的方法，本法简单、快速，在药物的质量控制中应用示例较多。这类方法大多利用反应的检测限来控制杂质的量。

3.4.2.4　杂质与一定试剂反应产生颜色

这一类方法是根据限量要求，规定：一定反应条件下不得产生某种颜色；或供试品在相同条件下呈现的颜色不得超过杂质对照品相应颜色;或供试品在一定的条件下的吸光度不得过一定值。由于显色反应很多,因此此类方法应用也很广泛。

3.4.2.5 杂质与一定试剂反应产生气体

《中国药典》中利用与一定试剂反应产生气体,来检查的杂质有砷、硫、碳酸盐、氨或胺盐、氰化物等。有关砷、硫的检查方法,已在本章第二节作了介绍,此处仅讨论碳酸盐、氨或胺盐、氰化物等的检查。

氧化镁中碳酸盐的检查。由于原料中残存的碳酸镁以及由于贮存不当,在空气中吸收二氧化碳,使氧化镁中碳酸盐含量增加。基于有碳酸盐存在时,加醋酸即生成醋酸镁和二氧化碳这一特性,规定:取供试品 0.10g,加水 5ml,煮沸,放冷,加醋酸 5ml,不得泡沸。

药物中的氨或胺盐检查,是在碱性条件下加热,用红色石蕊试纸检视,或加碱性碘化汞钾试液显色,再与一定量的标准氯化铵用同法处理后所得现象比较。如盐酸乙基吗啡在生产过程中会引入铵盐,检查该杂质是取供试品 0.25g,置试管中,加水 5ml 溶解后,加氢氧化钠试液 5ml,置水浴中加热,规定:发生的蒸气不得使湿润的红色石蕊试纸变蓝色。

某些药物中可能存在有微量的氰化物杂质。由于氰化物有剧毒,严格控制其限量十分重要。

3.4.2.6 药物经有机破坏后检查杂质

某些含环状结构的有机药物,在生产中可能引入磷、硫、卤素及硒等杂质,这些杂质与有机分子中碳原子以共价键结合,需经有机破坏方能采用有关方法检查。此外,有的药物在检查条件不能溶解,干扰检查,也需先行破坏处理。目前,各国药典收载的有机破坏方法大多是氧瓶燃烧法。以下仅介绍离子状态硒和氟的检查方法。

(1)硒检查法

药物中混入的微量硒主要来自生产中使用的试剂。元素状态的硒无毒性，但硒化物（二氧化物）对人体有剧毒。因此必须检查其残留量。《中国药典》在附录中收载了硒的检查方法。

先将有机药物用氧瓶燃烧法进行有机破坏，使硒转化为高价氧化物（SeO_3），以硝酸溶液吸收；再用盐酸羟胺将 Se^{6+} 还原为 Se^{4+}；在 pH2.0±2 的条件下，Se^{4+} 与二氨基萘试液作用，生成 4,5-苯并硒二唑，被环己烷提取后，在 378nm 波长处呈最大吸收（图 3-7）。

$$SeO_3 + H_2O \longrightarrow H_2SeO_4$$

$$H_2SeO_4 + 2NH_2OH \longrightarrow H_2SeO_3 + N_2 + 3H_2O$$

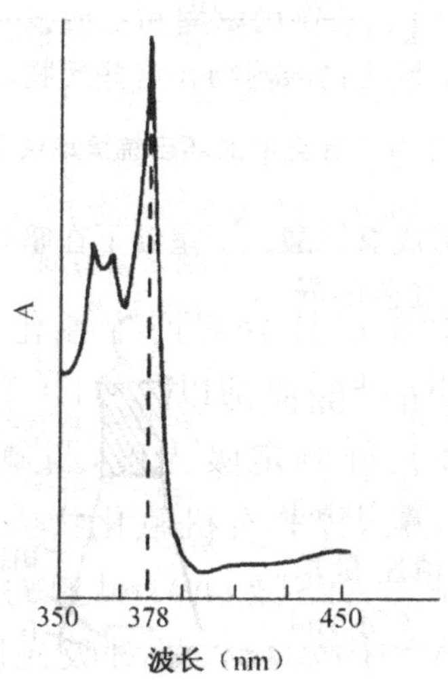

图 3-7　4,5-苯并苯硒二唑的紫外吸收图谱

注意事项：配制标准硒溶液需用亚硒酸钠，由于该物质易风化，故应先对其进行含量测定后，再配制。标准硒溶液每 1ml 相当于 1μg 的 Se，临用前稀释制成为硒对照液。

溶液 pH 对测定结果有明显影响，应严格控制在 pH2.0±0.2，并调整对照液与供试品溶液的 pH 一致。测定时若有机破坏不完全，则吸收液略带黄色至黄棕色，使测定结果明显偏高，且环己烷提取液的紫外吸收图谱也有明显的改变，在 410nm 波长处有一肩峰（图 3-8）。因此，保证氧瓶燃烧破坏完全是本法的关键。

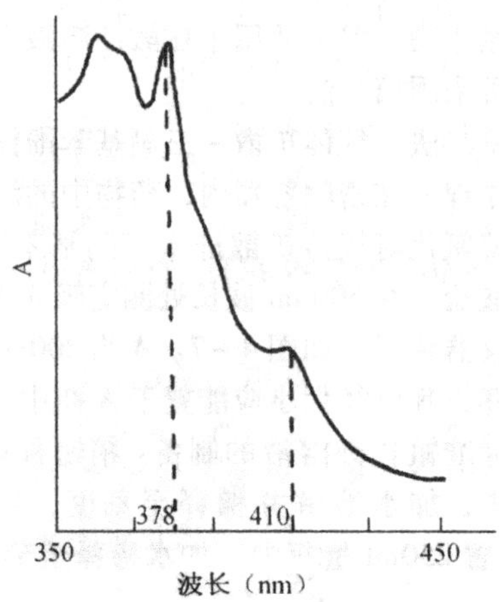

图 3-8　有机破坏不完全时的环己烷提取液紫外吸收图谱

(2)氟检查法

有机氟化物经氧瓶燃烧分解产生氟化氢，用水吸收；F^- 在 pH4.3 时与茜素氟蓝、硝酸亚铈以 1∶1∶1 结合成蓝紫色配位化合物，于 610nm 波长处测定吸光度，与氟对照液在相同显色条件下所得吸光度比较，计算有机氟化物中氟的含量。

用氟化钠配制氟对照溶液，每 1ml 氟对照溶液相当于 20μg 的氟。各试剂的加入顺序及加入量对吸光度有影响，应严格遵循操作规程。供试品取用量相当于含氟 2.0mg。

第4章 药物含量的测定方法

药物含量测定是评价药物质量的主要指标之一，是准确测定药品中有效成分和指标性成分的主要手段，是对药品按照质量标准进行的定量测验分析。

一般根据药物的理化性质、存在形式和环境等因素来选择药物含量的测定方法。所选的测定方法应该具备简便、快捷、测试结果的准确性与重现性较好等特点。更加强调测试结果的准确度，每种药物的在制备时对原来的含量要求严格，且要去原料纯度也较高。因此也可以将精密度看为判断药物质量优劣的一个主要评定标准。而对于制剂的含量测定则偏重于方法的专属性，这是因为制剂的成分复杂，含量限度要求一般较宽，加之辅料或其他共存成分可能产生干扰，故须选择专属性强的方法才能使测定结果准确可靠。

药物定量分析可选用化学分析法和仪器分析法。化学分析法包括重量分析和滴定分析，多用在原料药的含量测定。仪器分析法包括电化学分析法、分光光度法和色谱法。随着仪器和检测技术的快速发展，仪器分析法的准确度和精密度越来越高，专属性也较强，尤其是色谱法对组分复杂、干扰成分较多品种的含量测定更显优势。现代分析技术得到进一步扩大应用，利用高效液相色谱、分光光度法进行含量测定的品种增加了数百种。

4.1 化学分析法

化学分析中的滴定分析是指将已知浓度的滴定液(titrant)由滴定管滴加到待测药物溶液中，直到所加滴定液与待测药物完全反应，然后根据滴定液的浓度和消耗的体积，按化学计量关系计算出被测药物的含量，是一种经典的分析方法。

4.1.1 概述

4.1.1.1 化学分析的特点与分类

如何准确确定化学计量点是容量分析的关键。通常是借助指示剂的颜色变化来判断化学计量点。指示剂颜色变化点称为滴定终点，滴定终点与化学计量点不一定恰好符合，两者之差称为滴定误差(titration error)或终点误差(end point error)，该误差是容量分析误差之一。为减少滴定误差，需要选择合适的指示剂，使滴定终点尽可能接近化学计量点。

容量分析使用的主要仪器是滴定管、移液管、容量瓶等玻璃仪器。这些玻璃仪器的体积精度均有一定的误差范围，容量越大相对误差越小，为符合容量分析测定误差要求，有时需要校正容量仪器。通常采用重复称量容量仪器按标示体积量入或放出水的质量，并将称得的水的质量除以实验温度时 1ml 水的质量，即为该容量仪器标示刻度的真实体积。

容量分析法操作简单、快速，只需通过滴定和读取滴定液消耗体积即可获得待测药物含量；方法耐用性高，测定结果精确，一般情况下其相对误差不大于 0.2%，而且仪器价廉易得。但容量分析法专属性和灵敏度较差，仅适合于常量分析，主要用于化学原料药的含量测定。

按滴定剂与被测物的反应原理，容量分析方法可分为：酸碱滴定法、氧化还原滴定法、沉淀滴定法、非水溶液滴定法、配位滴定法等。按被测物与滴定剂的作用形式，容量分析方法可分为：直接滴定法和间接滴定法，后者又分为剩余滴定法和置换滴定法。

4.1.1.2 含量计算

容量分析法中被测物的含量通常以滴定度法进行计算。滴定度(titer，T)是指每一毫升规定浓度的滴定液所相当的被测药物的质量(mg)。根据滴定反应中滴定剂和被测物的摩尔比求得 T。如被测药物分子(A)与滴定液(B)之间的反应如下：

$$aA + bB \rightarrow cC + dD$$

当反应完全时，被测药物的量(W_A)可由下式计算得到：

$$W_A = C_B \times V_B \times \frac{b}{a} \times M_A$$

式中，a 与 b 分别为被测药物与滴定剂进行反应的摩尔数；M_A 为被测药物的摩尔质量(分子量)；C_B 为滴定剂的规定物质的量浓度(mol/L)；V_B 为被测药物消耗的滴定剂体积。当 $V_B =$ 1ml 时，

$$W_A = T = C_B \times \frac{b}{a} \times M_A$$

(1)直接滴定法

根据供试品的取用量(W)、滴定液消耗的体积(V)和药典中规定的滴定度(T)，按下式计算被测药物的百分含量：

$$含量(\%) = \frac{V \times T \times F}{W} \times 100\%$$

式中，F 为滴定液的浓度校正因子，即：

$$F = \frac{实际物质的量浓度}{规定物质的量浓度}$$

这是因为药典给出的滴定度是指在规定浓度下的滴定度，而在实际工作中，所配制的滴定液的物质的量浓度与规定的物质的量浓度不一定恰好一致，故需进行浓度校正。

(2)剩余滴定法

根据供试品的取用量(W)、空白试验和供试品消耗的滴定液体积(V_0 和 V)，以及药典中规定的滴定度(T)，按下式计算被测药物的百分含量：

$$含量(\%) = \frac{(V_0 - V) \times T \times F}{W}$$

4.1.2　酸碱滴定法

酸碱滴定是药品中应用十分广泛的方法，按照滴定方式和

操作方法的不同可以分为直接滴定和两步滴定法两类。

4.1.2.1 直接滴定法

一些脂肪酸、氨基酸、芳酸及其酯类药物，如枸橼酸、谷氨酸、阿司匹林、水杨酸、甲芬那酸、苯甲酸、布洛芬、依那普利等，分子中含有游离羧基，呈酸性，可采用碱滴定液直接滴定。

例 4-1 阿司匹林含量测定

(1)原理

阿司匹林分子中含有游离羧基(pK_a3.49)，可用碱滴定液直接滴定。其反应原理如下：

$$C_6H_4(COOH)(OCOCH_3) + NaOH \longrightarrow C_6H_4(COONa)(OCOCH_3) + H_2O$$

(2)方法

取本品约 0.4g，精密称定，加中性乙醇(对酚酞指示液显中性)20ml 溶解后，加酚酞指示液 3d，用氢氧化钠滴定液(0.1mol/L)滴定。每 1ml 的氢氧化钠滴定液(0.1mol/L)相当于 18.02mg 的 $C_9H_8O_4$。

(3)解析

阿司匹林在水中微溶，在乙醇中易溶，且分子结构中酯键易水解，故采用乙醇为溶剂。同时滴定应在不断振摇下进行，以防止局部碱浓度过大而导致阿司匹林酯键水解。

本品为弱酸，用强碱滴定时，化学计量点偏碱性，故指示剂选用在碱性区变色的酚酞。而乙醇对酚酞显酸性，可消耗氢氧化钠滴定液致使测定结果偏高。所以，乙醇在使用之前需用氢氧化钠中和至对酚酞显中性。

本法缺乏专属性，易受阿司匹林的降解产物水杨酸、醋酸，以及其他酸性物质的干扰，因此不适用于水杨酸含量较高的样品以及阿司匹林制剂的含量测定。

根据阿司匹林与氢氧化钠反应摩尔比($a/b=1:1$)、阿司匹林分子量($M=180.2$)和氢氧化钠滴定液浓度(0.1mol/L)，滴定度为：

$$T=180.2\times\frac{1}{1}\times0.1=18.02$$

例 4-2　甲芬那酸含量测定

(1)原理

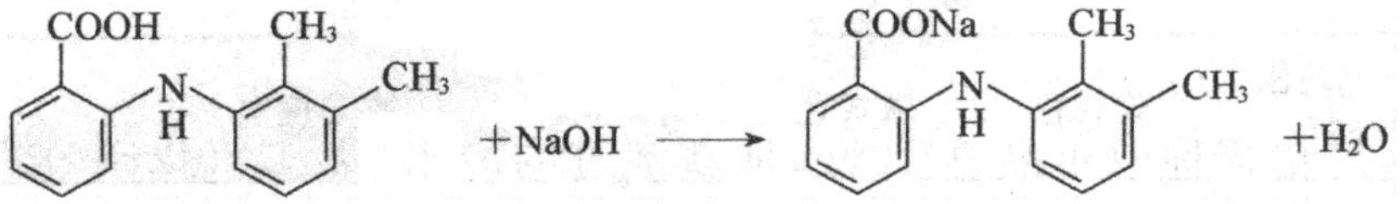

(2)方法

取本品约 0.5g，精密称定，加温热的无水中性乙醇(对酚磺酞指示液呈中性)100ml，振摇使溶解，加酚磺酞指示液 3d，用氢氧化钠滴定液(0.1mol/L)滴定。每 1ml 氢氧化钠滴定液(0.1mol/L)相当于 24.13mg 的 $C_{13}H_{18}O_2$。

(3)讨论

甲芬那酸在乙醇中微溶，在水中不溶，故采用温热的无水乙醇为溶剂。

例 4-3　布洛芬含量测定

(1)原理

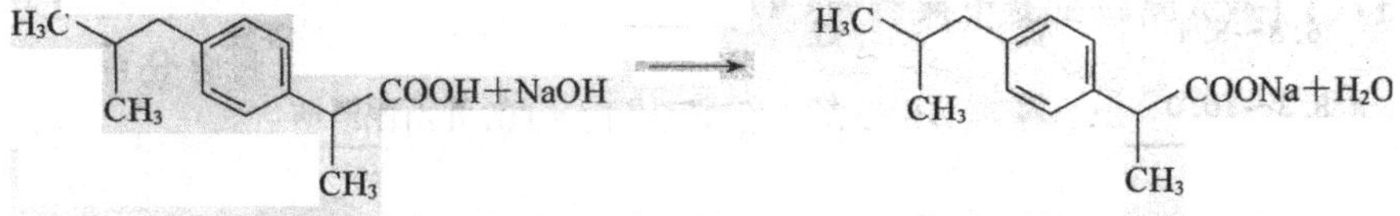

(2)方法

取本品约 0.5g，精密称定，加中性乙醇(对酚酞指示液显中性)50ml 溶解后，加酚酞指示液 3d，用氢氧化钠滴定液(0.1 mol/L)滴定。每 1ml 氢氧化钠滴定液(0.1mol/L)相当于 20.63mg 的 $C_{13}H_{18}O_2$。

(3)解析

布洛芬为芳基丙酸衍生物，易溶于乙醇等有机溶剂，难溶于水。与苯甲酸及水杨酸相比，酸性较弱，但仍然可以在中性乙醇中用氢氧化钠液直接滴定。

例 4-4　马来酸依那普利含量测定

(1)原理

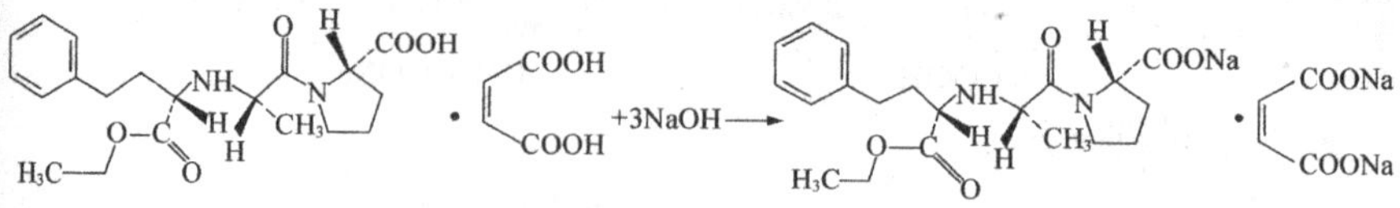

(2)方法

精密称取本品 0.100g,加新沸过的冷水(无二氧化碳)溶解并稀释至 30ml,用氢氧化钠滴定液(0.1mol/L)滴定,电位法指示终点,滴定至滴定曲线第二个拐点。每 1ml 的氢氧化钠滴定液(0.1mol/L)相当于 16.42mg 的 $C_{20}H_{28}N_2O_5$。

(3)解析

本法为 BP(2010)方法。依那普利为脯氨酸衍生物,具有两性,临床应用为其马来酸盐形式。马来酸依那普利在甲醇中易溶,在水中略溶,在乙醇中微溶;其结构中的羧基具有中等酸性,可在水溶液或醇-水混合溶液中以标准碱液直接滴定。在本滴定反应中,马来酸依那普利(M=492.5)分子结构中的 1 个羧基和酸根马来酸分子中的 2 个羧基消耗 3mol 碱,故其与滴定剂的摩尔比(a/b)=1/3,滴定度为:

$$T=492.5\times\frac{1}{3}\times0.1=16.42\text{mg}$$

4.1.2.2　两步法

若药物难溶于水或有其他原因不宜采用直接滴定法时,可采用剩余滴定法,即精密称取供试品适量,置于锥形瓶中,加入适当的溶剂使其溶解,精密加入定量过量的酸(碱)滴定液待反应完全后,加指示液数滴,再用酸(碱)滴定液滴定至规定的突变颜色即为终点。

滴定分析中也可通过滴定过程中电位的变化情况判断终点,此方法称为电位滴定法。

例 4-5　布洛芬含量测定

(1)原理

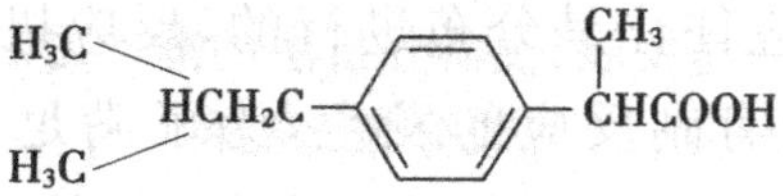

H_3C, HCH_2C—(苯环)—$CHCOOH$, H_3C, CH_3

(2)方法

取本品约 0.5g,精密称定,加中性乙醇(对酚酞指示液显中性)50ml 溶解后,加酚酞指示液 3d,用氢氧化钠滴定液(0.1mol/L)滴定。每 1ml 氢氧化钠滴定液(0.1mol/L)相当于 20.63mg 的 $C_{13}H_{18}O_2$。

(3)解析

布洛芬因含羧基而显酸性,pK_a 为 5.2,能与氢氧化钠反应生成盐。本法为直接滴定法。

例 4-6　氯贝丁酯含量测定

(1)原理

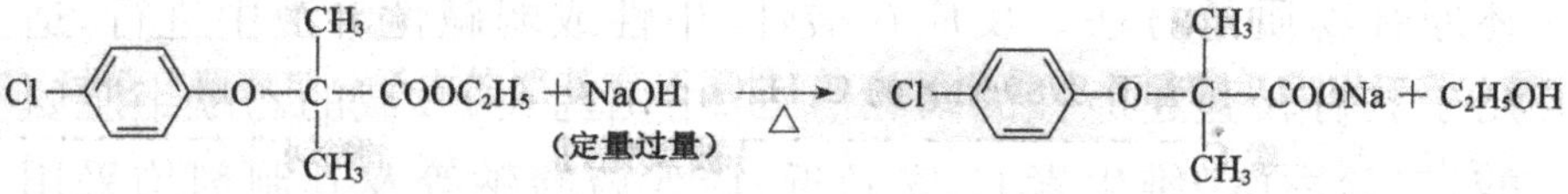

$$Cl—C_6H_4—O—C(CH_3)_2—COOC_2H_5 + NaOH\text{(定量过量)} \xrightarrow{\triangle} Cl—C_6H_4—O—C(CH_3)_2—COONa + C_2H_5OH$$

$$NaOH\text{(过量)} + HCl \rightarrow NaCl + H_2O$$

(2)方法

取本品 2g,精密称定,置锥形瓶中,加中性乙醇(对酚酞指示液显中性)10ml 与酚酞指示液数滴,滴加氢氧化钠滴定液(0.1mol/L)至显粉红色,再精密加氢氧化钠滴定液(0.5mol/L)20ml,加热回流 1h 至油珠完全消失,放冷,用新沸过的冷水洗涤冷凝管,洗液并入锥形瓶中,加酚酞指示液数滴,用盐酸滴定液(0.5mol/L)滴定,并将滴定结果用空白试验校正。每 1ml 氢氧化钠滴定液(0.5mol/L)相当于 121.4mg 的 $C_{12}H_{15}ClO_3$。

(3)解析

第一步中和时,针对的是酸性杂质,消耗的氢氧化钠量较少,故采用较稀的碱滴定液;而在第二步水解时,采用了较浓的碱滴定液,并采用了加热回流 1h,以保证水解完全。

4.1.3 氧化还原滴定法

氧化还原反应往往是分布进行的，反应机理复杂，反应速率缓慢，一般还伴随有副反应的发生，为了满足滴定分析的要求，防治副反应的发生，需要控制反应条件，加快反应速率。依据滴定方式的不同可以将氧化还原滴定法分为：碘量法、溴量法、溴酸钾法、铈量法和重氮法等类型。

4.1.3.1 碘量法

碘量法(iodometry)是以碘为氧化剂或以碘化物为还原剂进行滴定的方法，通常以淀粉为指示剂。根据滴定方式不同，分为直接碘量法和间接碘量法，后者又分为剩余碘量法和置换碘量法。

1)直接碘量法

直接碘量法(碘滴定法)是以 I_2 溶液作为滴定剂，直接滴定还原性物质的方法。反应在酸性、中性或弱碱性溶液中进行，适用于具有较强还原性的药物。如《中国药典》收载的乙酰半胱氨酸、二巯丙醇、维生素 C、安乃近、硫代硫酸钠等及其制剂均采用该法测定含量。

例 4-7 维生素 C 含量的测定

(1)原理

(结构式: 维生素C + I_2 $\xrightarrow{H^+}$ 脱氢维生素C + 2HI)

(2)方法

取本品约 0.2g，精密称定，加新沸过的冷水 100ml 与稀醋酸 10ml 使溶解，加淀粉指示液 1ml，立即用碘滴定法(0.05 mol/L)滴定，至溶液显蓝色并在 30s 内不褪。每 1ml 碘滴定液(0.05 mol/L)相当于 8.806mg 的 $C_6H_8O_6$。

(3)讨论

维生素 C 是强还原剂，在空气中易被氧化，加新沸过的冷水的目的是除去水中溶解氧。滴定在弱酸性溶液中进行，也是为了减慢维生素 C 在空气中的氧化速度，因为维生素 C 在酸性溶液中相对稳定，但加稀醋酸后仍然须立即滴定。本法也用于维生素 C 片剂、泡腾片、颗粒剂及注射液的含量测定。但制剂中辅料对测定有干扰，滴定前须进行必要的处理，如片剂溶解后应过滤，取续滤液测定；注射液测定前加丙酮，以消除注射液中抗氧化剂对测定的干扰。

根据反应式，1 分子维生素 C 与 1 分子碘等当量，维生素 C 的分子量为 176.13，则滴定度为：

$$T=176.13\times\frac{1}{1}\times0.05=8.806\ \mathrm{mg}$$

2)剩余碘量法

某些还原性物质可与定量过量的 I_2 滴定液反应，待反应完全后，用硫代硫酸钠($Na_2S_2O_3$)滴定液滴定剩余的 I_2，从而求得待测组分的含量。反应式如下：

$$强还原性物质+I_2\rightarrow 2I^-$$

$$I_2(剩余)+2S_2O_3^{2-}\rightarrow S_4O_6^{2-}+2I^-$$

本方法中的淀粉指示剂必须在滴定近终点(溶液显淡黄色)时加入。这是因为滴定开始时测定液中有大量的碘存在，而碘易被吸附在淀粉表面，使终点颜色变化不敏锐。

应用剩余碘量法时，一般都在与样品完全相同条件下做空白试验，这样既可以免除仪器、试剂误差，还可以从空白和样品回滴定消耗的硫代硫酸钠滴定液体积差求得被测物含量，而无须预先知道 12 滴定液的准确浓度。《中国药典》收载的盐酸半胱氨酸、右旋糖酐 20(40、70)葡萄糖注射液等均采用该法测定含量。

例 4-8　右旋糖酐 2O 葡萄糖注射液中葡萄糖的含量测定

(1)原理

$$I_2+2NaOH\longrightarrow NaIO+NaI+H_2O$$

$$\begin{array}{c}\mathrm{CHO}\\ |\\ \mathrm{H{-}C{-}OH}\\ |\\ \mathrm{HO{-}C{-}H}\\ |\\ \mathrm{H{-}C{-}OH}\\ |\\ \mathrm{H{-}C{-}OH}\\ |\\ \mathrm{CH_2OH}\end{array} + \mathrm{NaIO} + \mathrm{NaOH} \rightleftharpoons \begin{array}{c}\mathrm{COONa}\\ |\\ \mathrm{H{-}C{-}OH}\\ |\\ \mathrm{HO{-}C{-}H}\\ |\\ \mathrm{H{-}C{-}OH}\\ |\\ \mathrm{H{-}C{-}OH}\\ |\\ \mathrm{CH_2OH}\end{array} + \mathrm{NaI} + \mathrm{H_2O}$$

I_2(剩余)$+2S_2O_3^{2-} \rightarrow S_4O_6^{2-}+2I^-$

(2)方法

精密量取本品2ml,置碘瓶中,精密加碘滴定液(0.05mol/L)25ml,边振摇边滴加氢氧化钠滴定液(0.1 mol/L)50ml,在暗处放置30min,加稀硫酸5ml,用硫代硫酸钠滴定液(0.1 mol/L)滴定,至近终点时,加淀粉指示液2ml,继续滴定至蓝色消失,并将滴定结果用0.12g (6%规格)或0.20g (10%规格)的右旋糖酐20作空白试验校正。每1ml碘滴定液(0.05mol/L)相当于9.909mg的 $C_6H_{12}O_6 \cdot H_2O$。

(3)解析

葡萄糖分子中的醛基有还原性,能在碱性条件下被碘氧化成羧基。剩余的碘(I_2)用 $Na_2S_2O_3$ 滴定液滴定,反应过程如下:

在碱性酸溶液中:$3NaIO \xrightleftharpoons{NaOH} NaIO_3+2NaI$

加稀酸酸化后:$NaIO_3+5NaI+3H_2SO_4 \rightleftharpoons 3I_2+3Na_2SO_4+3H_2O$

以上滴定反应中,1mol I_2 产生 lmolNaIO,lmolNaIO与lmol葡萄糖反应,而1mol I_2 与1mol硫代硫酸钠相当,根据葡萄糖的分子量($M_{C_6H_{12}O_6 \cdot H_2O}=198.17$)和滴定液浓度,滴定度为:

$$T=198.17\times\frac{1}{1}\times0.05=9.909\text{mg(以 }I_2\text{ 计)}$$

$$T=198.17\times\frac{1}{2}\times0.1=9.909\text{mg(以硫代硫酸钠计)}$$

供试品中葡萄糖含量按标示量计为:

$$标示量=\frac{(V_0-V)\times T\times F}{2\times 1000\times 标示量}\times 10\%$$

3)置换碘量法

本法是利用 I^- 的还原性测定氧化性物质。将氧化性物质与过量 KI 反应,使定量析出 I_2,再用 $Na_2S_2O_3$ 滴定液滴定置换出的 I_2,从而求得待测组分的含量。

$$氧化性物质+2I^-\rightarrow I_2$$

$$I_2+2S_2O_3^{2-}\rightarrow S4O_6^{2-}+2I^-$$

本方法中的淀粉指示剂也应在滴定近终点(溶液显淡黄色)时加入。《中国药典》采用该法测定过氧苯甲酰及其制剂、葡萄糖酸锑钠及其制剂、二硫化硒等的含量。

例 4-9　过氧苯甲酰的含量测定

(1)原理

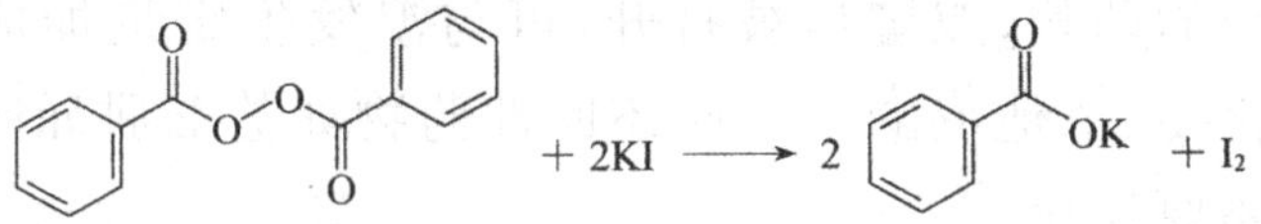

$$+\ 2KI \longrightarrow 2\ \ \ \ +\ I_2$$

$$I^2+2S_2O_3^{2-}\rightarrow S_2O_6^{4-}+2I^-$$

(2)方法

取本品 0.25g,精密称定,置 250ml 碘瓶中,加丙酮 30ml,振摇使溶解,加碘化钾试液 5ml,密塞,摇匀,置暗处 15min,用硫代硫酸钠滴定液(0.1mol/L)滴定至无色,并将滴定结果用空白试验校正。每 1ml 硫代硫酸钠滴定液(0.1mol/L)相当于 12.11mg 的 $C_{14}H_{10}O_6$。

(3)解析

过氧苯甲酰乳膏和凝胶均采用此法测定含量。过氧苯甲酰在水中难溶,在丙酮中易溶,故以丙酮溶解样品。为消除滴定反应中其他氧化性物质对碘化钾的氧化作用,须做一空白试验校正,过氧苯甲酰消耗的滴定液体积由($V-V_0$)求得。1 分子过氧苯甲酰置换出 1 分子 I_2,1 分子 I_2 消耗 2 分子 $Na_2S_2O_3$,过氧苯甲酰的分子量为 242.23,故滴定度为:

$$T=243.23\times\frac{1}{2}\times0.1=12.11\text{mg}$$

本品为含水过氧苯甲酰,无水过氧苯甲酰应为70.0%～77.0%,含水不得少于20.0%(费休氏法测定)。无水过氧苯甲酰的含量计算如下:

$$含量\%=\frac{(V_0-V)\times T\times F}{W}\times10\%$$

4.1.3.2 溴量法

溴量法(bromine titration)主要用于能与溴发生取代反应、氧化反应或加成反应的芳香胺类、酚类、肼类及含双键的有机药物等。药物分子的苯环上含有羟基或氨基时,使其邻位和对位的氢较活泼,从而容易发生溴代反应,如盐酸去氧肾上腺素、重酒石酸间羟胺。大多数的溴代反应能定量进行,而且反应迅速。含有双键的药物,双键易被打开,可与溴发生定量加成反应,如司可巴比妥、依他尼酸。一些还原性药物如盐酸肼屈嗪,可与溴起氧化还原反应。

由于溴滴定液易挥发和浓度不稳定而难于操作,通常采用剩余滴定法,利用溴酸钾和溴化钾在酸性溶液中能立即反应生成溴的性质,配制一定比例的溴酸钾和溴化钾的混合溶液代替溴液。滴定时将过量、定量的该混合液加到含被测物的酸性溶液中,溴酸钾和溴化钾立即反应生成溴,与被测物作用,再向溶液中加入过量的碘化钾,与剩余的溴作用,置换出化学计量的碘,用硫代硫酸钠滴定,同时做空白试验。根据空白与供试液消耗的硫代硫酸钠的体积差计算被测物含量。

$$BrO_3^-+5Br^-+6H^+\rightleftharpoons3Br_2+3H_2O$$

$$Br_2+2I^-\rightleftharpoons I_2+2Br^-$$

$$I_2+2S_2O_3^{2-}\rightleftharpoons S_4O_6^{2-}+2I^-$$

因此,溴量法的实质是一种利用元素溴的化学反应和置换碘量法相结合的滴定法。

例 4-10　司可巴比妥钠的含量测定

(1)原理

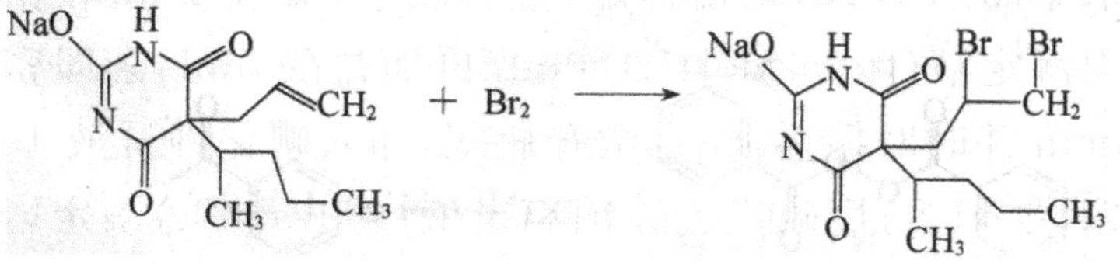

$$\text{司可巴比妥钠} + Br_2 \longrightarrow \text{二溴加成产物}$$

$$Br_2 + KI \rightarrow 2KBr + I_2$$

$$I_2 + 2Na_2S_2O_3 \rightarrow 2NaI + Na_2S_4O_6$$

(2)方法

取本品约 0.1g,精密称定,置 250ml 碘瓶中,加水 10ml,振摇使溶解,精密加入溴滴定液(0.05mol/L)25ml,再加盐酸 5ml,立即密塞并振荡 1min,在暗处静置 15min 后,注意微开瓶塞,加入碘化钾试液 10ml,立即密塞,摇匀后,用硫代硫酸钠滴定液(0.1 mol/L)滴定,至近终点时,加淀粉指示液,继续滴定至蓝色消失,并将滴定结果用空白试液校正。每 1ml 溴滴定液(0.05mol/L)相当于 13.01mg 的 $C_{12}H_{17}N_2NaO_3$。

(3)解析

司可巴比妥钠分子结构中 5 位取代基中含有不饱和双键(丙烯基),可与溴发生加成反应。本法操作简单、专属性强,针对结构中的双键特征,可与其他巴比妥类药物相区别。司可巴比妥钠胶囊也采用此法测定含量。每 1 分子司可巴比妥钠消耗 1 分子 Br_2,司可巴比妥钠的分子量为 260.27,故滴定度为:

$$T = 260.27 \times \frac{1}{1} \times 0.05 = 13.01\text{mg}$$

例 4-11　盐酸去氧肾上腺素的含量测定

(1)原理

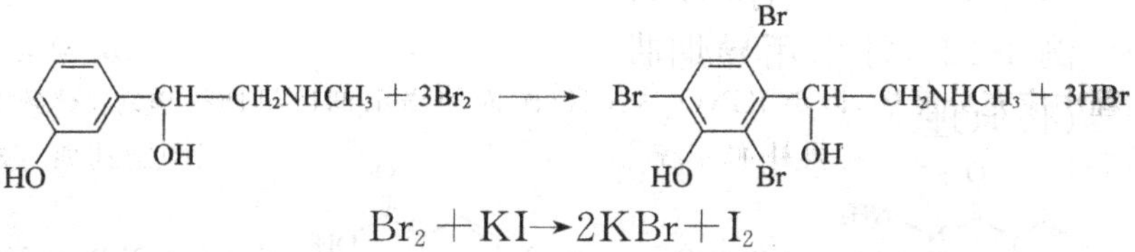

$$\text{HO-C}_6\text{H}_4\text{-CH(OH)-CH}_2\text{NHCH}_3 + 3Br_2 \longrightarrow \text{HO-C}_6\text{HBr}_3\text{-CH(OH)-CH}_2\text{NHCH}_3 + 3HBr$$

$$Br_2 + KI \rightarrow 2KBr + I_2$$

$$I_2 + 2Na_2S_2O_3 \rightarrow 2NaI + Na_2S_4O_6$$

(2)方法

取本品约0.1g,精密称定,置碘瓶中,加水20ml使溶解,精密加溴滴定液(0.05 mol/L)50ml,再加盐酸5ml,立即密塞,放置15min并时时振摇,注意微开瓶塞,加入碘化钾试液10ml,立即密塞,摇匀后;用硫代硫酸钠滴定液(0.1mol/L)滴定,至近终点时,加淀粉指示液,继续滴定至蓝色消失,并将滴定结果用空白试液校正。每1ml溴滴定液(0.05 mol/L)相当于3.3395mg的 $C_9H_{13}NO_2 \cdot HCl$。

(3)解析

盐酸去氧肾上腺素具酚结构,在酚羟基的邻对位上取代了3个 Br_2,同时有3分子的HBr生成,故1分子盐酸去氧肾上腺素需3分子 Br_2 与其反应,盐酸去氧肾上腺素的分子量为203.67,则其滴定度为:

$$T=203.67\times\frac{1}{3}\times0.05=3.395\text{mg}$$

4.1.3.3 溴酸钾法

溴酸钾法(potassium bromate method)是以 $KBrO_3$ 为滴定剂的氧化还原滴定法。$KBrO_3$ 是强氧化剂,反应在酸性溶液中进行,以甲基橙或甲基红为指示剂。化学计量点后,稍过量的 $KBrO_3$ 与 Br^- 作用生成 Br_2,将指示剂氧化破坏而褪色。由于指示剂的褪色反应是不可逆的,故在滴定过程中应充分振摇,以免 $KBrO_3$ 局部过浓而使指示剂过早地被破坏,导致终点提前。适宜的做法是在指示剂褪色时再补加一滴指示剂以确证终点的到达。《中国药典》收载的注射用异烟肼、羧甲司坦片及颗粒、双嘧达莫等采用本法测定含量。

例4-12　注射用异烟肼

(1)原理

$$3\ \text{(异烟肼)} + 2KBrO_3 \longrightarrow 3\ \text{(异烟酸)} + 3N_2 + 2KBr + 3H_2O$$

(2)方法

取装量差异项下的内容物，混合均匀，精密称取约 0.2g，置 100ml 量瓶中，加水使溶解并稀释至刻度，摇匀，精密量取 25ml，加水 50ml、盐酸 20ml 与甲基橙指示液 1d，用溴酸钾滴定液(0.01667mol/L)缓缓滴定(温度保持在 18～25℃)至粉红色消失。每 1ml 溴酸钾滴定液(0.01667mol/L)相当于 3.429mg 的 $C_6H_7N_3O$。

(3)解析

异烟肼为吡啶类药物，其吡啶环上取代的酰肼基具有强还原性，在酸性溶液中可以用溴酸钾滴定。根据反应原理，1 分子异烟肼失去 4 个电子，而 1 分子溴酸钾得到 6 个电子，因此，反应的化学计量摩尔比 $a/b=3/2$，异烟肼分子量为 137.14，故滴定度为：

$$T=137.14\times\frac{3}{2}\times0.01667=3.429\text{mg}$$

4.1.3.4　碘酸钾法

碘酸钾法(potassium iodate method)是以 KIO_3 为滴定液的氧化还原法，反应在酸性溶液中进行。KIO_3 稳定，在 105℃ 干燥恒重后可直接配制滴定液。《中国药典》对卡托普利等采用碘酸钾法测定含量。

例 4-14　卡托普利的含量测定

(1)原理

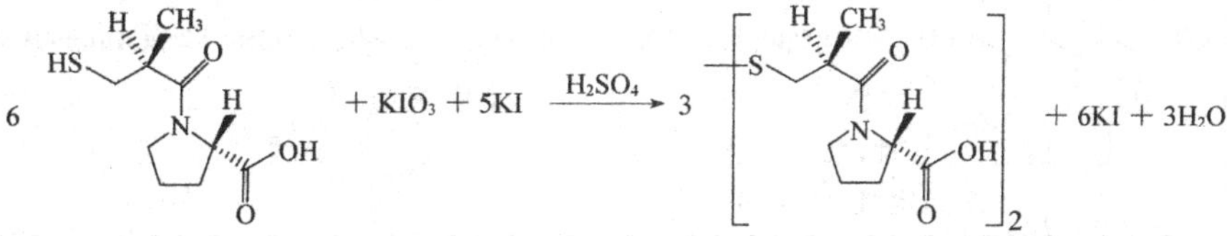

$$6\,\text{(HS-, H, CH}_3\text{, O, N, H, OH, O)} + KIO_3 + 5KI \xrightarrow{H_2SO_4} 3\left[\text{-S-, H, CH}_3\text{, O, N, H, OH, O}\right]_2 + 6KI + 3H_2O$$

(2)方法

取本品约 0.3g，精密称定，加水 100ml，振摇使溶解，加稀硫酸 10 ml，再加碘化钾 1.0g 与淀粉指示液 2ml，用碘酸钾滴定液(0.01667mol/L)滴定，至溶液显微蓝色(保持 30s 不褪色)，并将滴定结果用空白试验校正，每 1ml 碘酸钾滴定液(0.01667mol/L)相当于 21.73mg$C_9H_{15}NO_3S$。

(3)解析

卡托普利分子结构中含有巯基，极易被氧化成二硫化物，可用溴酸钾法滴定。在酸性溶液中，过量 1d 的碘酸钾与溶液中碘化钾生成碘，遇淀粉显蓝色而指示终点。每 1 分子卡托普利失去 1 个电子，而 1 分子碘酸钾得到 6 个电子，形成碘化钾，根据碘酸钾浓度(0.01667mol/L)和卡托普利的分子量(217.29)，其滴定度为：

$$T = 217.29 \times \frac{6}{1} \times 0.01667 = 21.73\text{mg}$$

4.1.3.5 铈量法

铈量法也称硫酸铈法(cerium sulphate method)，是以 $Ce(SO_4)_2$ 为滴定液的氧化还原滴定法。$Ce(SO_4)_2$ 是一种强氧化剂，在酸度较低时易水解，故本法在强酸性条件下滴定。常用邻二氮菲指示剂，终点时，微过量的 Ce^{4+} 将指示液中的 Fe^{2+} 氧化成 Fe^{3+}，使橙红色配合物离子转化为浅蓝色或无色的配合物离子，以指示终点的到达。二氢吡啶类、吩噻嗪类药物可用铈量法测定含量。

例 4-15 硝苯地平的含量测定

(1)原理

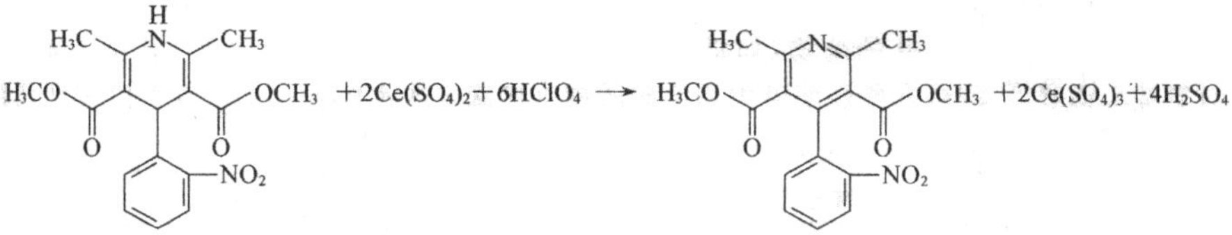

$$+2Ce(SO_4)_2 + 6HClO_4 \longrightarrow \quad +2Ce(SO_4)_3 + 4H_2SO_4$$

(2)方法

取本品约 0.4g，精密称定，加无水乙醇 50ml，微温使溶解，加高氯酸溶液(取 70%高氯酸 8.5ml，加水 100ml)50ml、邻二氮菲指示液 3d，立即用硫酸铈滴定液(0.1 mol/L)滴定，至近终点时，在水浴中加热至 50℃左右，继续缓缓滴定至橙红色消失，并将滴定结果用空白试液校正。每 lml 硫酸铈滴定液(0.1 mol/L)相当于 17.32mg 的 $C_{17}H_{18}N_2O_6$。

(3)分析

除硝苯地平外,《中国药典》对尼莫地平、尼索地平、尼群地平、非洛地平均采用本法测定含量。每分子二氢吡啶类药物在该滴定反应中失去 2 个电子,其与硫酸铈的化学计量摩尔比为 1∶2。

4.1.4 银量法

银量法是以硝酸银为滴定剂的沉淀反应。按滴定情况不同,分为直接滴定法和间接滴定法,直接滴定法是在中性或弱酸性溶液中用 $AgNO_3$ 滴定液直接滴定被测物;间接滴定法是先加定量过量的 $AgNO_3$ 滴定液于被测物中,然后用 NH_4SCN 或 KSCN 滴定液回滴剩余的硝酸银。本法主要用于能与 Ag^+ 或 SCN^- 形成沉淀的药物,如巴比妥类药物、茶碱类药物、氯化钠、氯化钾、二巯基丁二酸钠等。现以巴比妥类药物为例,说明银量法的应用。

巴比妥类药物具有丙二酰脲结构,分子结构中的酰亚胺基团在碳酸钠溶液中生成钠盐而溶解,用硝酸银滴定液滴定时,巴比妥类药物首先形成可溶性的一银盐,当被测物全部形成一银盐后,稍过量的银离子就与巴比妥类药物形成难溶性的二银盐沉淀,使溶液变浑浊,以此指示滴定终点。

例 4-16 异戊巴比妥片的含量测定

(1)原理

终点前:

$\xrightarrow[Na_2CO_3]{AgNO_3}$

终点时：

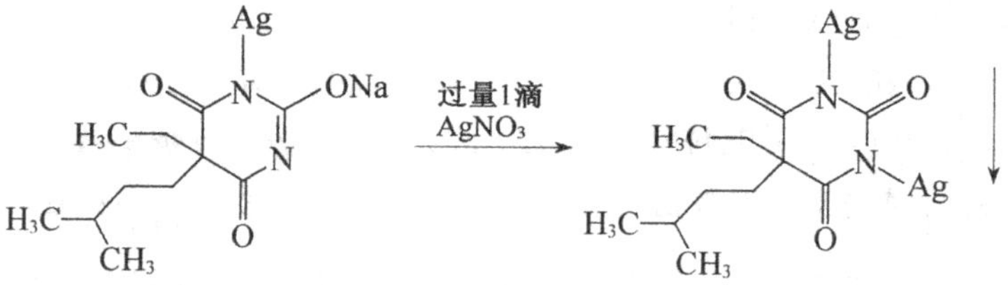

$$\ce{异戊巴比妥一银盐(ONa)} \xrightarrow[\ce{AgNO3}]{\text{过量1滴}} \ce{异戊巴比妥二银盐} \downarrow$$

(2)方法

取本品20片，精密称定，研细，精密称取适量（约相当于异戊巴比妥0.2g），加甲醇40ml使异戊巴比妥溶解，再加新制的3%无水碳酸钠溶液15ml，照电位滴定法，用硝酸银滴定液（0.1mol/L）滴定。每1 ml硝酸银滴定液（0.1mol/L）相当于22.63mg的$C_{11}H_{18}N_2O_3$。

(3)解析

无水碳酸钠溶液需临用新配，若久置可吸收空气中二氧化碳，产生碳酸氢钠，导致巴比妥类药物含量下降，银电极在临用前需用硝酸浸洗1～2min，再用水淋洗干净后使用。

异戊巴比妥与硝酸银反应的摩尔比为1∶1，其含量按标示量计为：

$$含量\%=\frac{V\times T\times F}{W}\times\frac{平均片重}{标示量}100\%$$

4.1.5 配位滴定法

配位滴定法（complexometry）是以配位反应为基础的滴定分析法，主要用于金属盐的测定，如含Mg、Ca、Al、Zn或Bi药物的含量测定。1∶1滴定剂乙二胺四乙酸二钠（Na_2EDTA）与各种金属离子（钠、钾离子除外）在合适的pH条件下形成的稳定配合物：

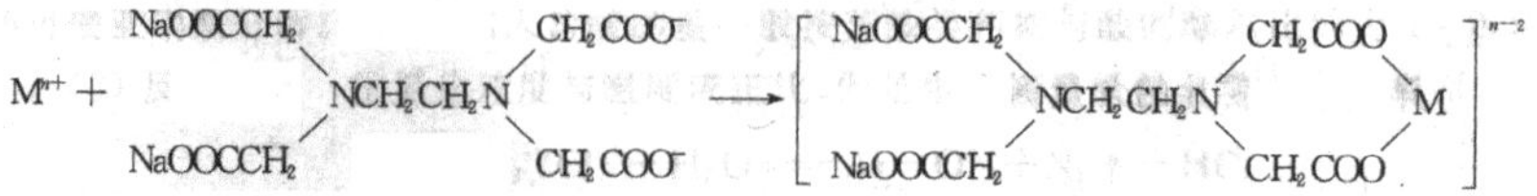

$$M^{n+} + (NaOOCCH_2)_2NCH_2CH_2N(CH_2COO^-)_2 \longrightarrow \left[(NaOOCCH_2)_2NCH_2CH_2N(CH_2COO)_2M\right]^{n-2}$$

影响配位滴定的因素主要有：配合物形成平衡常数和配合

物形成速度，前者主要受溶液 pH 值影响。为使滴定反应进行完全，平衡常数必须足够大，因此需要用缓冲液控制溶液 pH，不同的金属离子测定时有不同的 pH 要求。

配位滴定中所用指示剂称为金属指示剂，本身也是一种配合剂。在滴定条件下，指示剂与少量被测金属离子形成配合物，待滴定终点时，过量 1d 的 EDTA 滴定液置换出指示剂-金属配合物中的指示剂，导致颜色变化。

例 4-17　硫酸镁的含量测定

(1)原理

滴定前：$\underset{}{Mg^{2+}} + \underset{\text{蓝色}}{HIn^-} = \underset{\text{酒红色}}{MgIn^-} + H^+$

滴定时：$Mg^{2+} + H_2Y^{2-} = MgY^{2-} + 2H^+$

终点时：$\underset{\text{酒红色}}{MgIn^-} + H_2Y^{2-} = MgY^{2-} + \underset{\text{蓝色}}{H_2In^-}$

(2)方法

取硫酸镁约 0.25g，精密称定，加水 30ml 溶解后，加氨-氯化铵缓冲液(pH10.0)10ml 与铬黑指示剂少许，用乙二胺四乙酸二钠滴定液(0.05ml/L)滴定至溶液由紫红色转变为纯蓝色。每 1ml 乙二胺四乙酸二钠滴定液(0.05ml/L)相当于 6.018mg 的 $MgSO_4$。

4.2　光谱分析法

光谱法包括吸收光谱法(如紫外-可见光谱)、发射光谱法(如荧光光谱)和散射光谱法(如拉曼光谱)三大类，在药物分析中广为应用。《中国药典》收载的用于药物含量测定的光谱分析法包括：紫外-可见分光光度法、荧光分析法、原子吸收分光光度法、核磁共振波谱法和拉光谱法等。其中，紫外-可见分光光度法是药物制剂含量、含量均匀度及溶出度测定中应用最为广泛的一种分析技术。

4.2.1 紫外-可见分光光度计法

紫外-可见分光光度法是通过测定被测物质在特定波长处的吸光度，利用其百分吸收系数或比较其对照品同法条件下的测定结果而计算含量的一种方法。

4.2.1.1 基本原理

在烯溶液中，物质对单色光的吸收度(A)与吸收物质的浓度(c)和液膜厚度(L)的乘积成正比，其关系式可表示为：

$$A=-\lg T=ELc$$

上式表明单色光通过吸光介质后，透光率 T 与浓度 c 或厚度 L 是之间的关系是指数函数关系，其中 E 是比例常数，称为吸光系数。

有机化合物分子结构中如含有共轭体系、芳香环等发色基团，均可在紫外区(200～400nm)或可见光区(400～700nm)产生吸收。很多药物在可见光区本身并没有吸收，但在一定条件下加入显色试剂或经过处理显色后，能对可见光产生吸收。

4.2.1.2 应用

1)测定方法

(1)定性分析

利用紫外-可见吸收光谱进行药品的定性鉴别，一般采用对比法。即将样品化合物的吸收光谱特征与标准化合物的吸收光谱进行对照比较；也可以利用文献所载的化合物标准谱图进行核对。如果吸收光谱完全相同，则两者可能是同一种化合物。但还需用其他光谱法进一步证实。因为紫外-可见吸收光谱一般反映的是部分结构单元的信息，即生色团和助色团的信息，只有一个或几个宽的吸收带。具有相同生色团和助色团的同系物的紫外-可见吸收光谱图类似。但是如两张紫外-可见吸收光谱有明显差别，则可以肯定不是同一种化合物。具体做法包括两种，一种是比较吸收光谱法，另一种方法是对比吸光度的比值长，然后与实测值比较。

①比较吸收光谱法。两个试样若是同一化合物，其吸收光谱应完全一致。在鉴定时，为了消除溶剂效应，应将试样和标准样品以相同浓度配置在相同溶剂中，在相同条件下分别测定其吸收光谱，比较两光谱图是否一致。为了进一步确证，可再用其他溶剂分别测定，如吸收光谱仍然一致，则进一步肯定两者为同一物质。

②对比吸光度（或吸光系数）的比值。如化合物有两个以上的吸收峰，可用在不同吸收峰处（或峰与谷）测得吸光度的比值作为鉴别的依据，因为用的是同一浓度溶液和同一厚度的吸收池，取吸光度比值也就是吸光系数的比值，从而消除浓度和厚度不准确所带来的影响。例如，维生素 B_{12} 的吸收光谱有三个吸收峰，分别为 278nm、361nm、550nm。作为鉴别的依据，361nm 与 278nm 吸光度的比值应为 1.70～1.88；361nm 与 550nm 的吸光度比值应为 3.15～3.45。

（2）定量分析

根据朗伯-比尔定律，物质在一定波长处的吸光度与浓度之间有线性关系。因此，只要选择适合的波长测定溶液的吸光度，即可求出浓度。在紫外-可见光谱法中，通常应以被测物质吸收光谱的最大吸收峰处的波长作为测定波长。如被测物有几个吸收峰，则选不为共存物干扰，峰较高、较宽的吸收峰波长，以提高测定的灵敏度、选择性和准确度。

①吸光系数法 。它是物质的特性常数，只要测定条件（溶液浓度、单色光纯度等）不致引起对比尔定律的偏离，即可根据测得的吸光度 A，按比尔定律求出浓度或含量。

②校准曲线法。单组分是指试样中只含有一种组分，或者在混合物中待测组分的吸收峰并不位于其他共存物质的吸收波长处。在这两种情况下，通常均应选择在待测物质的吸收峰波长处进行定量测定。这是因为在此波长处测定的灵敏度高，并且在吸收峰处吸光度随波长的变化较小，波长略有偏移，对测定

结果影响不太大。如果一个物质有几个吸收峰，可选择吸光度最大的一个波长进行定量分析。如果在最大吸收峰处其他组分也有一定吸收，则须选择在其他吸收峰进行定量分析，且以选择波长较长的吸收峰为宜，因为在一般情况下，在较短波长处其他组分的干扰较多，而在较长波长处，无色物质干扰较小或不干扰。

在建立一个方法时，首先要确定符合朗伯-比耳定律的浓度范围，即线性范围，定量测定一般在线性范围内进行。具体做法是配置一系列不同含量的标准溶液，和参比溶液，在相同条件下测定标准溶液的吸光度，绘制吸光度(A)-浓度(c)曲线。这种曲线就是校准曲线。在相同条件下测定未知试样的吸光度，从校准曲线上就可以找到与之对应的未知试样的浓度。

③对照法。又称比较法。在相同条件下在线性范围内配制样品溶液和标准溶液，在选定波长处，分别测量吸光度。根据比尔定律

$$A_{样}=E_{样}\ L_{样}\ c_{样}$$

$$A_{标}=E_{标}\ L_{标}\ c_{标}$$

因是同种物质，同台仪器，相同厚度吸收池及同一波长测定，故 $E_{样}=E_{标}$，$L_{样}=L_{标}$，所以：

$$\frac{c_{样}}{c_{标}}=\frac{A_{样}}{A_{标}}$$

$$c_{样}=\frac{A_{样}}{A_{标}}\times c_{标}$$

为了减少误差，比较法配制的标准溶液浓度常与样品的浓度相接近。

2)仪器的校正和检定

(1)波长校正

紫外-可见分光光度法常用的波长范围包括紫外光区(200～400nm)和可见光区(400～760nm)。由于环境因素对机械部分的影响，仪器的波长经常会略有变动，因此除应定期对所

用的仪器进行全面校正检定外，还应于测定前校正测定波长。波长的校正常汞灯中的较强谱线，如 237.83nm、253.65nm、275.28nm、296.73nm、313.16nm、334.15nm、365.02nm 等，或用仪器中氘灯的 486.02nm 与 656.10nm 谱线进行校正。近年来常用高氯酸钬溶液校正双光束仪器，以 10%高氯酸为溶剂，配制含 4%氧化钬的溶液，该溶液在 278.10nm、333.44nm、361.31nm、416.28nm、451.30nm、485.29nm、536.64nm、640.52nm 等波长处有最大吸收。

仪器波长的允许误差为：紫外光区 ±1nm；500nm 附近 ±2nm。

(2)吸光度的准确度检定

用 0.006%重铬酸钾的硫酸溶液进行检定。取在 120℃干燥至恒重的基准重铬酸钾约 60mg，精密称定，用 0.005mol/L 硫酸溶液溶解并稀释至 1000ml，在规定的波长处测定并计算其吸收系数，并与规定的吸收系数比较，应符合表 4-1 中的规定。

表 4-1　紫外-可见分光光度仪的吸光度准确测定

波长/nm	235(最小)	257(最大)	313(最小)	350(最大)
规定的 $E_{1cm}^{1\%}$ 值	124.5	144.0	48.6	106.6
许可 $E_{1cm}^{1\%}$ 值范围	123.0～126.0	142.8～146.2	47.0～50.3	105.5～108.5

(3)杂散光的检查

采用碘化钠和亚硝酸钠溶液，按表 4-2 所列的试剂和浓度，配制成水溶液，置 1cm 石英吸收池中，在规定的波长处测定透光率，应符合表中的规定值。

表 4-2　紫外-可见分光光度计的杂散光检查

试剂	浓度(%,g/ml)	测定波长(nm)	透光率(%)
碘化钠	1.00	320	<0.8
亚硝酸钠	5.00	340	<0.8

(3)对溶剂的要求

含有杂原子的有机溶剂通常均具有很强的末端吸收。因此，当做溶剂使用时，它们的使用范围均不能小于截止使用波长。例如甲醇、乙醇的截止使用波长为205nm。另外，当溶剂不纯时，也可能增加干扰吸收。因此，在测定供试品前，应先检查所用的溶剂在供试品所用的波长附近是否符合要求，即将溶剂置1cm石英吸收池中，以空气为空白（即空白光路中不置任何物质）测定其吸光度。溶剂和吸收池的吸光度：在220～240nm范围内不得超过0.40，在241～250nm范围内不得超过0.20；在251～300nm范围内不得超过0.10，在300nm以上时不得超过0.50。

另外，配套使用的比色皿在同一光径吸收池间的透射比（在440和700nm处）之差应＜0.3%。石英比色皿适用于190～1100nm，玻璃比色皿适用于320～1100nm。

4.2.1.3　在药品检测中的应用

例4-18　对乙酰氨基酚的含量测定

（1）原理

解热镇痛药对乙酰氨基酚系苯胺的酰基衍生物，具有芳酰氨基结构。可利用其在醇-水溶液中或氢氧化钠溶液中的紫外吸收特征进行含量测定。

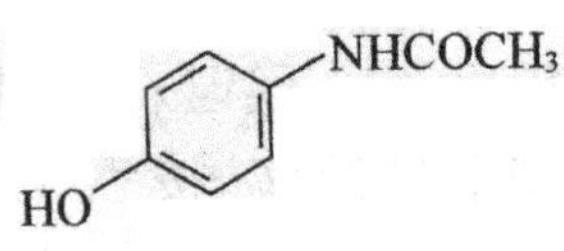

对乙酰氨基酚

（paracetamol）

《中国药典》以0.4%氢氧化钠溶液为溶剂，测定其在257nm波长处的吸光度，采用百分吸收系数（$E_{1cm}^{1\%}$）法计算含量。

（2）方法

取本品约40mg，精密称定，置250ml量瓶中，加0.4%氢氧化钠溶液50ml溶解后，加水至刻度，摇匀，精密量取5ml，置100ml量瓶中，加0.4%氢氧化钠溶液10ml，加水至刻度，摇匀，照紫外-可见分光光度法，在 257nm 波长处测定吸光度，按 $C_8H_9NO_2$ 的吸收系数($E_{1cm}^{1\%}$)为 715 计算，即得。

(3)计算

本品按干燥品计算，含 $C_8H_9NO_2$ 应为 98.0%～102.0%。

$$对乙酰氨基酚\% = \frac{A}{E_{1cm}^{1\%} \times L \times 100} \times \frac{D}{W} \times 100\%$$

式中，L 为液层厚度(cm)，即比色皿直径 1cm；D 为供试品稀释倍数(250×100/5=5000)；W 为供试品取样量(g)。

4.2.2 荧光分析法

4.2.2.1 荧光分析法的基本原理

荧光分光光度法是利用某些物质受紫外光或可见光照射激发后能发射出比激发光波长较长的荧光，当激发光强度、波长、所用溶剂及温度等条件固定时，物质在一定浓度范围内，其发射光强度与溶液中该物质的浓度成正比关系，可以用作定量分析。荧光分析法的检测灵敏度较紫外分光光度法和比色法高，一般可达 10^{-12}～10^{-10}。《中国药典》规定所用的仪器为荧光计或荧光分光光度计，按各药品项下的规定，选定激发光波长和发射光波长，并配制对照品溶液和供试品溶液。

由于不易测定绝对荧光强度，故荧光分光光度法都是在一定条件下，用对照品溶液测定荧光强度与浓度的线性范围后，再在每次测定前，用一定浓度的对照品溶液校正仪器的灵敏度；然后在相同的条件下，分别读取对照品溶液及其试剂空白的荧光读数与供试品溶液及其试剂空白的荧光读数，用下式计算供试品浓度：

$$C_x = \frac{R_x - R_{xb}}{R_r - R_{rb}} \times C_r$$

式中，C_x 为供试品溶液的浓度；C_r 为对照品溶液的浓度；R_x 为供试品溶液的荧光读数；R_r 为供试品溶液试剂空白的荧光读数；R_{rb} 为对照品溶液的荧光读数；R_r 为对照品溶液试剂空白的荧光读数。

由于荧光分析法中的浓度与读数的线性范围较窄，故$R_x - R_{xb} / R_r - R_{rb}$应在0.50～2.0范围内，否则，应调节溶液浓度后再测定，或改用标准曲线法。

4.2.2.2 影响荧光强度的因素

(1)温度

荧光强度对温度变化十分敏感。温度增加，溶剂的弛豫作用减小，溶剂分子与荧光分子激发态的碰撞频率增加，外转换去激发的概率增加，荧光量子产率下降。由于低温可以使荧光有显著地加强，提高了分析的灵敏度，低温荧光分析日益受到重视。

(2)溶剂

除了溶剂对光的散射、折射等影响外，溶剂对荧光强度和形状的影响主要表现在溶剂的极性、形成氢键及配位键等的能力方面。溶剂极性增大时，通常将使荧光光谱发生红移。氢键及配位键的形成更使荧光强度和形状发生较大变化。

(3)溶液pH

对含有酸碱基团的荧光分子，受溶液pH的影响较大，需要严格控制。如在pH5～12的溶液中，苯胺以分子形式存在，产生蓝色荧光，而当溶液的pH<5和pH>12的溶液中，则分别形成阳离子和阴离子，均无荧光产生。

(4)荧光猝灭

荧光分子与溶剂分子或其他分子之间相互作用，使荧光消失或强度减弱的现象称为荧光猝灭。能引起荧光猝灭的物质称为猝灭剂。发生荧光猝灭现象的原因有碰撞猝灭(动态猝灭)、静态猝灭、转入三重态猝灭和自吸收猝灭等。碰撞猝灭是由于激发态荧光分子与猝灭剂分子碰撞失去能量，无辐射回到基态，这是引起荧光猝灭的主要原因。静态猝灭是指荧光分子与猝灭剂生成不能产生荧光的配合物。O_2是最常见的猝灭剂，故荧光分析时需要除去溶液中的氧。荧光分子由激发单重态转入激发三重态后也不能发射荧光。浓度高时，荧光分子发生自吸收现象也是发生荧光猝灭的原因之一。

(5)内滤光作用和自吸现象

内滤光作用是指溶液中含有能吸收荧光的组分，使荧光分子发射的荧光强度减弱的现象。如色氨酸中有重铬酸钾存在时，重铬酸钾正好吸收了色氨酸的激发和发射峰，测得的色氨酸荧光强度显著降低。

自吸收现象是指荧光分子的荧光发射光谱的短波长端与其吸收光谱的长波长端重叠，在溶液浓度较大时，一些分子的荧光发射光谱被另一些分子吸收的现象。自吸收现象也使荧光分子的测定到的荧光强度降低，浓度越大这种影响越严重。

4.2.2.3　应用实例

《中国药典》(2005 年版)对洋地黄毒苷片的含量、地高辛片的溶出度等采用荧光法测定。两者为甾体强心苷类药物，C_{17}上连有五元不饱和内酯环，结构如下：

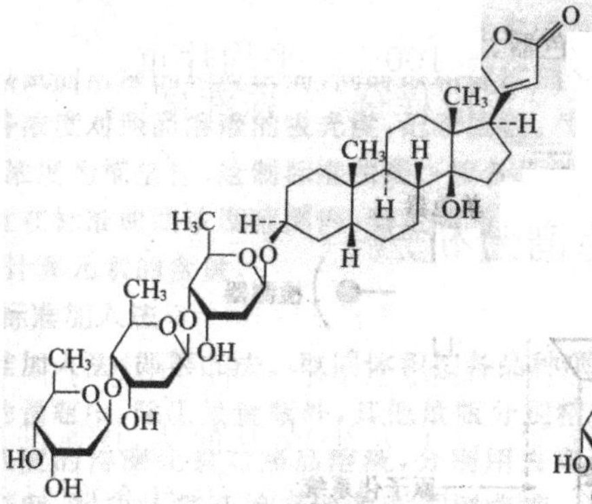

洋地黄毒苷

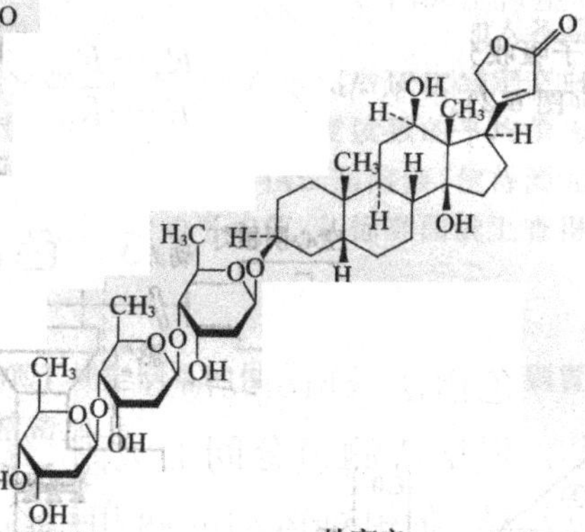

地高辛

维生素 C 与过氧化氢和盐酸等试剂可使洋地黄毒苷或地高辛产生荧光，利用此性质可以采用荧光法测定两者的含量。

例 4-19　洋地黄毒苷片的含量测定

现以洋地黄毒苷片的含量测定为例介绍测定方法。

(1)溶液配制

取洋地黄毒苷片 20 片，精密称定，研细，精密称取适量（约相当于洋地黄毒苷 0.4mg），置 100ml 量瓶中，加甲醇-水（1∶1）约 60ml，振摇 1h；使洋地黄毒苷溶解，加甲醇-水（1∶1）稀释至刻度，摇匀，经滤膜（孔径不得＞0.8μm）滤过，取续滤液作为供试品溶液。另精密称取洋地黄毒苷对照品适量，加甲醇-水（1∶1）溶解并定量稀释制成 1ml 中约含 4μg 的溶液，作为对照品溶液。

（2）测定方法

精密量取供试品溶液与对照品溶液各 1ml，分别置 10ml 量瓶中，依次各加 0.1%抗坏血酸的甲醇溶液 3ml 与 0.009mol/L 过氧化氢溶液（用前应精密标定）0.2ml，每加入一种试液后立即摇匀，再加盐酸稀释至刻度，摇匀，准确放置半小时，照荧光分析法测定，在激发光波长 400nm 与发射光波长 565nm 处测定荧光强度，计算，即得。

（3）解析

本品规格为 0.1mg，含洋地黄毒苷应为标示量的 90.0%～110.0%，含量计算如下：

$$相对于标示量(\%)=\frac{R_x-R_{xb}}{R_r-R_{rb}}\times C_r\times\frac{100}{取样量}\times\frac{平均片重}{标准量}\times100\%$$

4.3　色谱分析法

色谱法（chromatography）又称层析法，是一种分离分析方法。根据待测组分间的吸附、分配、分子大小或电荷大小等性能的差异，在相对运动的两相系统中的差速迁移而使混合物达到分离，进而对待测组分进行定性定量分析。

色谱法按分离原理可分为：吸附色谱法、分配色谱法、离子交换色谱法与排阻色谱法等；按分离方法又可分为：纸色谱法、薄层色谱法、柱色谱法、气相色谱法与高效液相色谱法等。由于色谱法具有专属性强、灵敏度高的特点，被各国药典广泛用于定性定量分析，其中使用最为广泛的色谱法是高效液相色谱法。

4.3.1　高效液相色谱

高效液相色谱法(high performance liquidchromatography, HPLC)是 20 世纪 60 年代末期在经典液相色谱法的基础上发展起来的一种新型分离分析技术。经典液相色谱法由于使用粗颗粒的固定相,填充不均匀,依靠重力使流动相流动,因此分析速度慢,分离效率低。除了用于某些制备及分离外,已远不能适应现代分离分析的需要。20 世纪 60 年代,Giddings 等人将气相色谱实践中发展起来的色谱理论用于液相色谱领域,为经典液相色谱的现代化奠定了理论基础。1967 年,Horvath 等人试制了第一台高效液相色谱仪。随后,在技术上采用了新型填料、高压泵和高灵敏度的检测器,实现了分析速度快、分离效率高和操作自动化,高效液相色谱法迅速发展起来。高效液相色谱法与一般液相色谱相似,包括液—固吸附色谱法、液—液分配色谱法、离子交换色谱法以及分子排阻色谱法。液—液色谱法在高效液相色谱中,又发展成为化学键合相色谱,在化学键合相色谱中,特别反相色谱,已成为在药物分析或其他分析领域中应用最广泛的一种色谱分析方法。

4.3.1.1　特征

高效液相色谱法具有以下几个突出的优点:

①高效。在高效液相色谱中,由于采用直径小至 3μm、5μm 的高效填料,理论塔板数可达几万米,甚至更高。

②高灵敏度。高效液相色谱已广泛采用高灵敏度检测器,如紫外检测器的最小检测量可达纳克数量级(10^{-9}g)。

③高速。由于采用高压泵输液,流动相的流速可控制在 1～10ml · min^{-1},比经典液相色谱法快得多。

④适用范围广。只要求样品能制成溶液,不需气化。

⑤流动相选择范围宽。气相色谱中载气选择余地小,选择性取决于固定相,在液相色谱中,液体可变范围很大,可以是有机溶剂,也可以是水溶液,在极性、pH、浓度等方面都可变化。

4.3.1.2 高效液相色谱的类型

高效液相色谱根据分离机制的不同，可以分为以下几种类型：液—液分配色谱法、离子交换色谱法、液—固吸附色谱、尺寸排阻色谱法和亲和力色谱法等。

(1)液—液分配色谱法

液—液分配色谱中所使用的固定相与流动相为互不相溶的液体，其基本原理是组分在固定相和流动相上的多次分配，但不同的是气相色谱流动相的性质对分配系数影响不大，而液—液分配色谱中流动相性质对两相分配却有较大影响，故采取改变流动相性质来改进分离效果成为液相色谱的重要手段。在液—液分配色谱中，对于亲水性固定液，采用疏水性流动相，即流动相的极性小于固定液的极性，称为正相分配色谱，适合极性化合物的分离，极性小的组分先流出，极性大的组分后流出。反之流动相的极性大于固定液的极性时，称为反相分配色谱(色谱柱称为反相柱)，适用于非极性化合物的分离，出峰顺序与正相分配色谱相反。早期的固定相采取将固定液直接涂渍在担体上，制备方便，但固定液容易流失，目前已很少采用。现多采用化学键合固定相，即将各种不同基团通过化学反应键合到硅胶(担体)表面的硅羟基上，形成了化学键合相色谱。键合的方法极大改善了固定相的分离性能，扩大了液相色谱的应用范围。从固定相结构来说，由涂渍到键合的转变，使键合固定相的表面不再是一层液膜，而是形成了一层分子膜，使液相传质阻力大大减小，柱效提高。两相之间的分配也从液—液分配转变为液—分子膜之间的分配。

(2)离子交换色谱

离子交换色谱法是利用离子交换原理和液相色谱技术的结合来测定溶液中阳离子和阴离子的一种分离分析方法。凡在溶液中能够电离的物质，通常都可用离子交换色谱法进行分离。它不仅适用无机离子混合物的分离，亦可用于有机物的分离，例如氨基酸、核酸、蛋白质等生物大分子。因此，应用范围较广。

离子交换色谱法的原理是利用不同待测离子对固定相亲和力的差别来实现分离的。其固定相采用离子交换树脂,树脂上分布有固定的带电荷基团和游离的平衡离子。当被分析物质电离后,产生的离子可与树脂上可游离的平衡离子进行可逆交换。

(3)液—固吸附色谱法

液—固吸附色谱法是以固体吸附剂做为固定相,吸附剂通常是些多孔的固体颗粒物质,在它们表面存在吸附中心。其实质是根据物质在固定相上的吸附作用不同进行分离。

(4)空间排阻色谱

空间排阻色谱也称凝胶色谱,以具有一定大小孔径分布的凝胶为固定相,能溶解被分离组分的水或有机溶剂为流动相,利用凝胶的筛分作用实现化合物按相对分子质量的分离,如图4-1所示。

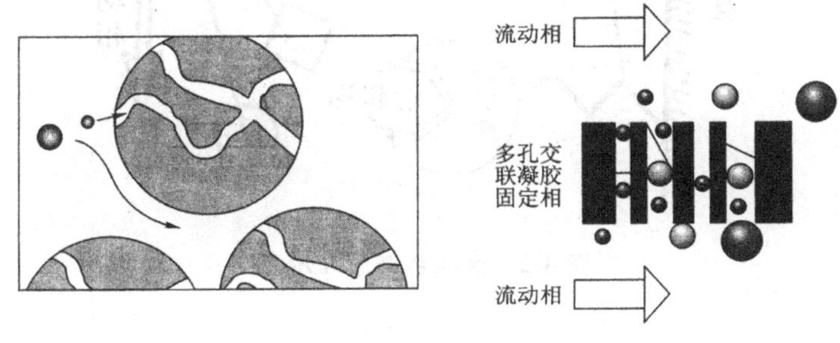

图 4-1　空间排阻色谱分离原理示意图

空间排阻色谱的基本原理是利用凝胶中孔径大小的不同,当溶质通过时,小分子可以通过所有孔径而形成全渗透),色谱保留时间最长,大分子由于不能进入孔径而被全部排斥,色谱保留时间最短,体积在小分子和大分子之间的分子则仅能进入部分合适的孔径,则在两者之间流出。空间排阻色谱的分离过程类似于分子筛的筛分作用,但凝胶的孔径要比分子筛大得多,一般为数纳米到数百纳米。

(5)亲和色谱

亲和色谱法是利用生物大分子和固定相表面存在某种特异性亲和力,进行选择性分离的一种方法。它通常是在载体(无机或有机填料)的表面先键合一种具有一般反应性能的所谓间隔臂(如环氧、联氨等);随后连接上配基(如酶、抗原或激素等)。这种固载化的配基只能和具有亲和力特性吸附的生物大分子相互作用而被保留,没有这种作用的分子不被保留。图 4-2 为亲和色谱的原理示意图。

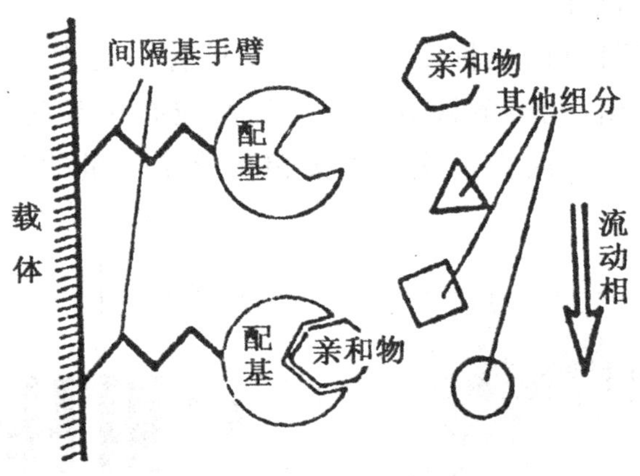

图 4-2 亲和色谱原理示意图

许多生物大分子化合物具有这种亲和特性。例如,抗原与抗体、酶与底物、激素与受体、RNA 与和它互补的 DNA 等。当含有亲和物的复杂混合试样随流动相经过固定相时,亲和物与配基先结合,而与其他组分分离,此时,其他组分先流出色谱柱;然后通过改变流动相的 pH 和组成,以降低亲和物与配基的结合力,将保留在柱上的大分子以纯品形态洗脱下来。

4.3.1.3 对仪器的要求

(1)色谱柱

高效液相色谱最常用的色谱柱填充剂为化学键合硅胶,以硅胶为载体的键合固定相适用的 pH 值为 2～8 的流动相。当

pH 值大于 8 时，可使载体硅胶溶解；当 pH 值小于 2 时，与硅胶相连的化学键合相易水解脱落。当色谱系统中需要使用 pH 值大于 8 的流动相时，应选用耐碱的填充剂；当需使用 pH 值小于 2 的流动相时，应选用耐酸的填充剂。

(2)检测器

高效液相色谱最常用的检测器为紫外检测器，其他常见的检测器有光二极管阵列检测器(DAD)、荧光检测器、示差折光检测器、蒸发光散射检测器、电化学检测器和质谱检测器等。

紫外检测器，光二极管阵列检测器、荧光检测器和电化学检测器为选择性检测器，其响应值不仅与待测溶液的浓度有关，还与化合物的结构有关，示差折光检测器和蒸发光散射检测器为通用型检测器，对所有的化合物均有响应，蒸发光散射检测器对结构类似的化合物，其响应值几乎仅与待测物质的质量有关。光二极管阵列检测器可以同时记录待测物质在规定波长范围内的吸收光谱，故可用待测物质的光谱鉴定纯度查询。

(3)分离柱

高效液相色谱的分离柱通常为直型不锈钢管，内径 2～6mm，柱长 5～25cm，内填充固定相。为获得高的分离效能，高效液相色谱的发展趋势是减小填料粒度和柱径以提高柱效，目前所使用的固定相颗粒粒度一般为 3～10μm，柱效达数万块 · m^{-1}。高效液相色谱分离柱的柱填料制备较困难，柱的填充要求较高，一般不自行制备。为保护分离柱，通常在分离柱前加一支较短的前置保护柱，保护柱柱填料颗粒粒度通常为 10～30μm。

4.3.1.4　色谱系统适用性试验

由于影响色谱法的因素较多，《中国药典》规定，在使用高效液相色谱法前，应作色谱系统适用性试验，以考察色谱系统是否符合要求。色谱系统适用性试验包括色谱柱的理论板数、分离度、重复性和拖尾因子四个指标。

(1)色谱柱的理论板数(n)

色谱柱的理论板数用来表示色谱柱的分离效能，又称为柱效。其测定方法为：在选定的色谱条件下，注入供试品溶液或内标物质溶液，记录色谱图，量出供试品主要成分峰或内标物质峰的保留时间 t_R（以分钟或长度计，以下同，但应取相同单位）和半高峰宽（$W_{h/2}$），按下式计算色谱柱的理论板数：

$$n=5.54(t_R/W_{h/2})^2$$

从以上计算公式可以看出，保留时间（t_R）越长，或半高峰宽（$W_{h/2}$）越小，色谱柱的理论板数就越高。由于随保留时间延长，色谱峰必然会随之变宽，所以色谱峰宽是决定色谱柱理论板数的关键因素。色谱峰越窄，峰越尖锐，就越有利于组分的分离，色谱系统分离的效能也就越高。

（2）分离度（R）

分离度表示相邻两色谱峰的分离程度。无论是定性鉴别还是定量分析，均要求待测峰与其他峰、内标峰或特定的杂质峰之间有较好的分离度。分离度的计算公式为：

$$R=\frac{2(t_{R_2}-t_{R_1})}{W_1+W_2}$$

式中，t_{R_2} 为相邻两峰中后一峰的保留时间；t_{R_1} 为相邻两峰中前一峰的保留时间；W_1 和 W_2 为此相邻两峰的峰宽（见图 4-3）。

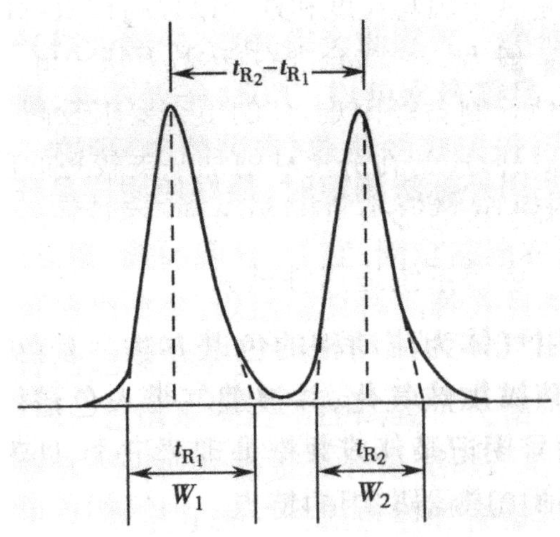

图 4-3 分离度计算示意图

《中国药典》规定，定量分析时分离度应大于 1.5，此时两峰可完全分离。

(3)重复性

重复性用来考察色谱系统和进样的精密度。考察的方法是取各品种项下的对照品溶液，连续进样 5 次，要求峰面积值的相对标准偏差应不大于 2.0%。用内标法测定时，也可按校正因子测定项下的方法，配制相当于 80%、100%和 120%的对照品溶液，加入规定量的内标，配制成三种不同浓度的溶液，分别至少进样 2 次，计算平均校正因子，其相对标准偏差也应不大于 2.0%。

(4)拖尾因子(T)

拖尾因子用 T 表示色谱峰的对称性。拖尾因子的计算公式为：

$$T=\frac{W_{0.05h}}{2d_1}$$

式中，$W_{0.05h}$ 为 5%峰高处的峰宽；d_1 为峰顶点至峰前沿之间的距离(见图 4-4)。

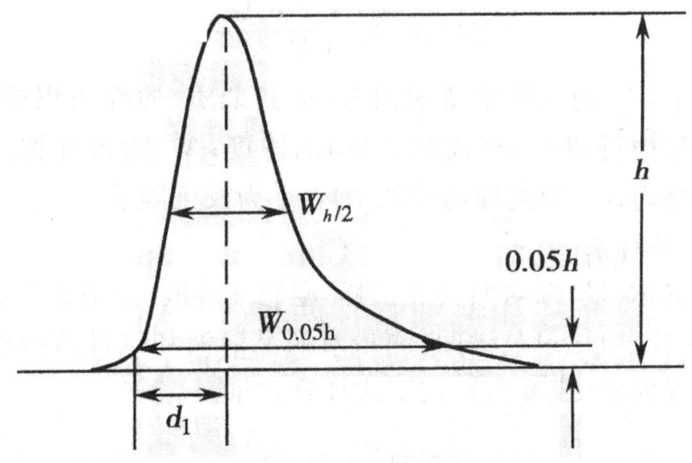

图 4-4　拖尾因子计算

《中国药典》规定，用峰高法定量时，T 应在 0.95～1.05 之间；用峰面积法定量时，T 值偏离过大，也会影响峰的检测和定量的准确度。

4.3.1.5 测定方法

《中国药典》中采用的含量测定方法有两种：

(1)内标法

精密称(量)取对照品和内标物质，分别配成溶液，精密量取各适量，混合配成校正因子测定用的对照溶液。取一定量注入仪器，记录色谱图。测量对照品和内标物质的峰面积或峰高，按下式计算校正因子：

$$校正因子(f)=\frac{(A_s/c_s)}{(A_R/c_R)}$$

式中，内标物质的峰面积或峰高；A_R 为对照品的峰面积或峰高；c_s 为内标物质的浓度；c_R 为对照品的浓度。

再取含有内标物质的试样溶液，注入仪器，记录色谱图，测量试样中待测组分(或其杂质)和内标物质的峰面积(或峰高)，按下式计算含量：

$$含量(C_x)=\frac{f\cdot A_x}{(A'_s/c'_s)}$$

式中，A_x 为试样中待测组分(或其杂质)的峰面积或峰高；c_x 为试样中待测组分(或其杂质)的浓度；A'_s 为内标物质的峰面积或峰高；c'_s 为内标物质的浓度；f 为校正因子。

(2)外标法

精密称(量)取对照品和试样，配制成溶液，分别精密取一定量，注入仪器，记录色谱图，测量对照品溶液和试样溶液中待测成分的峰面积(或峰高)，按下式计算含量。

$$含量(C_x)=C_R\frac{A_x}{A_R}$$

式中，A_x 为待测组分的峰面积或峰高；A_R 为对照品的峰面积或峰高；c_x 为待测组分的浓度；c_R 为对照品的浓度。

由于微量注射器不易精确控制进样量，当采用外标法测定试样中成分或杂质含量时，以定量环或自动进样器进样为好。

4.3.1.6　应用实例

例 4-20　高效液相色谱法测定青霉素钠的含量

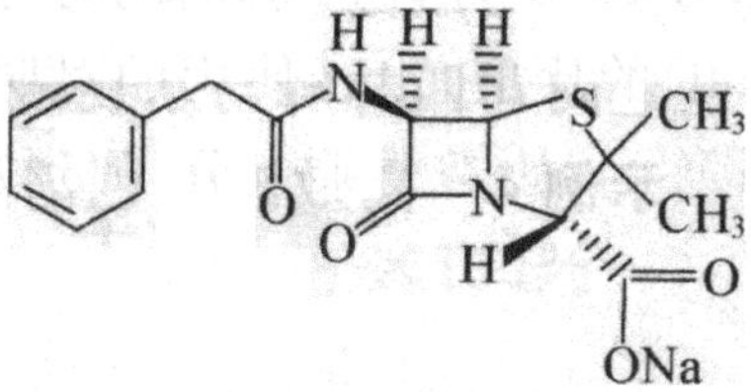

青霉素钠
(benzylpenicillin sodium)

(1)色谱条件与系统适用性试验

用十八烷基硅烷键合硅胶为填充剂；以流动相 A-流动相 B (70∶30)为流动相；检测波长为 225nm。取青霉素系统适用性对照品适量，加水制成每 1ml 中约含 1mg 的溶液，取 20μL 注入液相色谱仪，记录的色谱图应与标准图谱一致。

(2)测定方法

取本品适量，精密称定，加水溶解并定量稀释制成每 1ml 中约含 1mg 的溶液，精密量取 20μL 注入液相色谱仪，记录色谱图；另取青霉素对照品适量，同法测定。按外标法以峰面积计算，其结果乘以 1.0658，即为供试品中青霉素钠($C_{16}H_{17}N_2NaO_4S$)的含量。按干燥品计算，含青霉素钠不得少于 96.0%。

(3)解析

青霉素钠为β-内酰胺类抗生素，该类抗生素分子结构中的游离羧基具有相当强的酸性，pK_a 值多在 2.5～2.8 之间，采用酸性流动相可以抑制其羧基的解离，获得较好的分离结果。本法中流动相 A 为 0.5mol/L 磷酸二氢钾溶液(用磷酸调节 pH 值至 3.5)-甲醇-水(10∶30∶60)；流动相 B 为 0.5mol/L 磷酸二氢钾溶液(用磷酸调节 pH 值至 3.5)-甲醇-水(10∶50∶40)。

青霉素钠的含量计算公式为：

$$含量=\frac{A_x \times W_r \times 1.0658}{A_r \times W_x \times (1-水分\%)} \times 100\%$$

式中，A_x 为供试品溶液中青霉素的峰面积；A_r 为对照品溶液中青霉素的峰面积；W_x 为对照品的称样量(mg)；W_r 为供试品的称样量(mg)；1.0658 为青霉素钠的分子量(356.38)与青霉素分子量(334.39)的比值，由于使用的对照品是青霉素，而含量是以青霉素钠计算的，故需要乘上分子量校正因子 1.0658。

4.3.2 气相色谱

气相色谱法(Gas Chromatography，GC)是采用气体为流动相的色谱方法。其色谱柱有填充柱和毛细管柱两种，注入进样口的供试液被加热气化，并被载气带入色谱柱，在柱内各成分被分离后，先后进入检测器，色谱信号用记录仪或数据处理器记录、处理。气相色谱法具有分离效能高，灵敏度高，便于和各类检测器联用的特点。但气相色谱法要求测定组分在分析条件下能够气化，沸点较高的组分不能使用气相色谱法测定。

4.3.2.1 对仪器的一般要求

气相色谱法所用仪器为气相色谱仪。气相色谱仪由载气源、进样部分、色谱柱、柱温箱、检测器和数据处理系统组成。进样部分、色谱柱和检测器的温度均在控制状态。

(1)载气源

气相色谱法的流动相为气体，称为载气，氦，氮和氢可用作载气。载气可由高压钢瓶或高纯度气体发生器提供，经过适当的减压装置，以一定的流速经过进样器和色谱柱。根据供试品的性质和检测器种类选择载气，除另有规定外，常用载气为氮气。

(2)进样部分

进样方式一般可采用溶液直接进样或顶空进样。溶液直接进样采用微量注射器、微量进样阀或有分流装置的气化室进样。采用溶液直接进样时，进样口温度应高于柱温 30℃～50℃，进样量一般不超过数微升，柱径越细，进样量应越少。采用毛细管柱时，一般应分流以免过载。顶空进样适用于固体和液体供试品中挥发性组分的分离和测定。将固态或液态的供试品制成供试液后，置于密闭小瓶中，在恒温控制的加热室中加热至供试品中挥发性组分在非气态和气态达到平衡后，由进样器自动吸收一定体积的顶空气注入色谱柱中。

(3)色谱柱

气相色谱法的色谱柱有填充柱和毛细管柱两种，填充柱的材质为不锈钢或玻璃，内径为 2～4mm，柱长为 2～4m，内装吸附剂、高分子多孔小球或涂渍固定液的载体，粒径为 0.25～0.18mm、0.18～0.15mm 或 0.15～0.125mm，常用的载体是经酸洗并硅烷化处理的硅藻土或高分子多孔小球，常用固定液有甲基聚硅氧烷、聚乙二醇等。毛细管柱的材质为玻璃或石英，内壁上或载体经涂渍或交联固定液，毛细管柱的内径一般为 0.25mm、0.32mm 或 0.53mm，柱长一般为 5～60m，固定液膜厚 0.1～5.0μm，常用的固定液有甲基聚硅氧烷、不同比例组成的苯基甲基聚硅氧烷、聚乙二醇等。

(4)检测器

适合气相色谱法的检测器有火焰离子化检测器(FID)、热导检测器(TCD)、氮磷检测器(NPD)、火焰光度检测器(FPD)、电子捕获检测器(ECD)、质谱检测器(MS)等。火焰离子化检测器对碳氢化合物响应良好，适合检测大多数的药物；氮磷检测器对含氮、磷元素的化合物灵敏度高；火焰光度检测器对含磷、硫元素的化合物灵敏度高；电子捕获检测器适合于含卤素的化合物；质谱检测器还能给出供试品某个成分相应的结构信息，可用于结构确证。《中国药典》规定，一般用火焰离子化检测器，用氢气作为燃气，空气作为助燃气。在使用火焰离子化检测器时，检测器温度一般应高于柱温，并不低于 150℃，以免水汽凝结，通常使用 250℃～350℃。

在照《中国药典》收载的方法进行试验时，正文中各品种项下规定的色谱条件，除检测器种类、固定液品种及特殊指定的色谱柱材料不得任意改变外，其余如色谱柱内径、长度、载体牌号、粒度、固定液涂布浓度、载气流速、柱温、进样量、检测器灵敏度等，均可适当改变，以适应具体品种并且符合系统适用性试验的要求。一般色谱图约在 30min 内记录完毕。

4.3.2.2 色谱系统适用性试验

气相色谱法的色谱系统适用性试验也包括色谱柱的理论板数、分离度、重复性和拖尾因子四个指标，其考察方法同高效液相色谱法相同。

4.3.2.3 测定方法

气相色谱的含量测定方法主要有内标法和外标法两种，其测定方法与高效液相色谱法相同。气相色谱法测定维生素 E 的含量

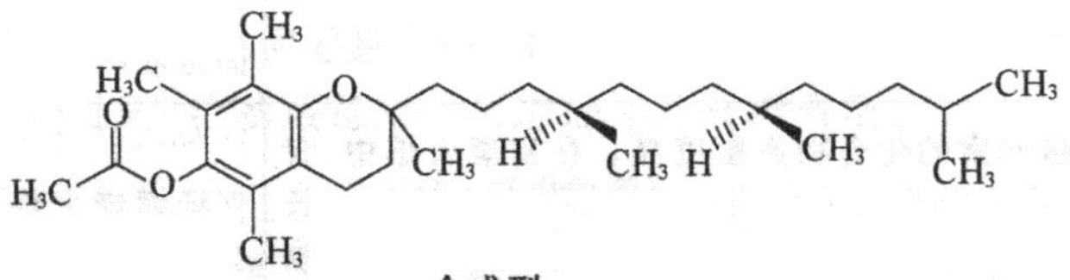

合成型

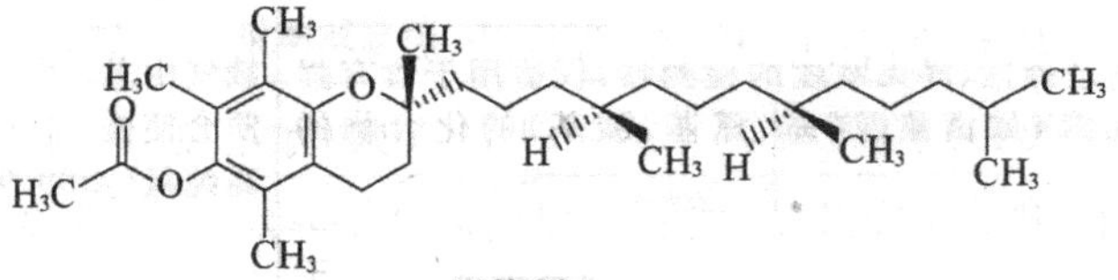

天然型

维生素 E(vitamin E)

(1)色谱条件与系统适用性试验

以硅酮(OV－17)为固定液、涂布浓度为 2％的填充柱，或用 100％二甲基聚硅氧烷为固定液的毛细管柱；柱温 265℃。理论板数按维生素 E 峰计算不得低 500(填充柱)或 5000 (毛细管柱)，维生素 E 峰与内标物质峰的分离度应符合要求。

(2)测定方法

取正三十二烷适量，加正己烷溶解并稀释成每 1ml 中含

1.0mg 的溶液，作为内标溶液。另取维生素 E 对照品约 20mg，精密称定，置棕色具塞瓶中，精密加内标溶液 10ml，密塞，振摇使溶解，取 1～3μL 注入气相色谱仪，计算校正因子。另取本品约 20mg，精密称定，置棕色具塞瓶中，精密加内标溶液 10ml，密塞，振摇使溶解，取 1～3μL 注入气相色谱仪，测定，计算，即得。

(3)解析

维生素 E 为 α-生育酚及其各种酯类，属于脂溶性维生素，有天然 E 品和合成品之分，天然品为右旋体（$d-\alpha$ 型），合成品为消旋体（$dl-\alpha$ 型）。维生素 E 有 α、β、γ、δ 等多种异构体，其中 α-异构体是活性最高的。利用气相色谱法具有高度选择性，可分离维生素及其异构体，选择性地测定维生素 E 含量。《中国药典》对维生素 E 原料及其制剂均采用本法测定含量。USP、BP 也采用 GC 法测定维生素 E 含量。

第 5 章　药物制剂分析

药物通常在供临床使用之前，需要制成相应的给药形式，简称剂型。制成一定剂型的药物称为药物制剂（pharmaceutical preparation），《中国药典》（2010 年版）附录“制剂通则”中收载 21 类 32 种剂型。如片剂、胶囊剂、注射剂、酊剂、栓剂、凝胶剂、气雾剂等。根据制剂中所含有的原料药的种类可分为单方制剂和复方制剂。含有一种药物的制剂称为单方制剂；含有两种或两种以上药物的制剂称为复方制剂。药物制剂分析是利用物理、化学、物理化学或生物学的方法对不同剂型的药物制剂进行质量检验，以确定被检测的制剂是否符合质量标准的规定要求。

5.1　概述

5.1.1　药物制剂分析的特点

药物制剂分析的特点与原料药分析相比，药物制剂分析有以下的特点：

5.1.1.1　药物制剂较原料药的分析复杂

药物制剂与原料药不同，除主药外，在生产过程中，通常要加入相应的辅料，如赋形剂、稀释剂、稳定剂、防腐剂、着色剂、抗氧剂等。这些附加成分的存在，使制剂分析更具复杂性。如果是复方制剂，还要考虑其他成分的干扰。因此，一般在制剂分析之前需要对样品进行相应的预处理，如过滤、萃取、色谱分离等。

5.1.1.2　药物制剂与原料药分析的项目和要求不同

药物制剂的检查项目包括：按照药典“制剂通则”项目要求进行的检查、杂质检查及其附加成分的检查等等。由于制剂是采用已合格的原料药进行投料，故不需要对药物制剂相应的原料药中杂质检查项目逐一进行检查，而主要检查制剂在制备和贮存过程中可能产生的杂质和有关物质。

药物制剂含量测定应尽可能选用与原料药相同的测定方法。但由于制剂的组分比较复杂，其含量测定方法常常和原料药不同，并且专属性和灵敏度要求更高。当共存药物、辅料、附加剂有干扰时，可考虑增加预处理或改进方法，排除干扰后可用原料药的测定方法，或选用专属性较高的其他方法；主药含量很小的制剂可选用灵敏度较高的方法。

药物复方制剂的分析不但要考虑附加剂的影响，还要考虑各药物之间的相互影响。

5.1.1.3　药物制剂含量测定表示方法和限度要求与原料药不同

原料药的测定结果以百分含量来表示；药物制剂含量测定的结果以标示量的百分含量来表示。

原料药的含量限度要求较为严格。因为原料药都是较纯的物质。如含量远离 100%，则说明其杂质多。

5.1.2　药物制剂含量限度的表示方法

制剂的含量限度范围，系根据主药含量、测定方法、生产过程和贮存期间可能产生的偏差或变化而制定的，其表示方法有别于原料药。① 原料药的含量限度是以含量百分比来表示的，一般表示为含原料药不得少于百分之多少，如《中国药典》2005 年版规定异烟肼按干燥品计算，含异烟肼（$C_6H_7N_3O$）不得少于 99.0%。有些原料药也规定范围，如呋喃妥英是按干燥品计算含呋喃妥英（$C_8H_6N_4O_5$）应为 98.0%～102.0%。制剂的含量限度以标示量的百分比来表示。标示量是指单位药品中所含纯物质的理论值（药物制剂的规格值），如异烟肼片的规格为

① 牛彦辉. 药物分析[M]. 北京：人民卫生出版社，2008

50mg、100mg、300mg 三种，表示每片异烟肼片中含纯异烟肼理论上分别为 50mg、100mg、300mg，即标示量分别为 50mg、100mg、300mg。标示量的百分比即单位药品的实际含量与标示量的比值，可表示为：

$$标示量\% = \frac{实际含量}{表示量} \times 100\%$$

《中国药典》2005 年版规定，异烟肼片含异烟肼应为标示量的 95.0%～105.0%，即每片含异烟肼分别应在 47.5～52.5mg、95.0～105.0mg、285.0～315.0mg 范围内。

复方制剂一般有两种表示方法：

①用制剂中成分的实际含量限度来表示，如复方炔诺孕酮片规定每片中含炔诺孕酮 0.270～0.345mg，含炔雌醇 27.0～34.5μg；又如复方氢氧化铝片规定每片含氧化铝不得少于 0.116g，含三硅酸镁按氧化镁计算不得少于 0.020g。

②以各成分的标示量百分比表示，如复方乳酸钠葡萄糖注射剂规定含乳酸钠应为标示量的 93.0%～107.0%，其他成分的含量均应为各成分标示量的 95.0%～110.0%。

5.2 片剂的分析

片剂(tablets)系指药物与适宜的辅料混匀压制而成的圆片状或异形片状的固体制剂。其以口服普通片为主，还有含片、舌下片、口腔贴片、咀嚼片、分散片、可溶片、泡腾片、阴道片、阴道泡腾片、缓释片、控释片与肠溶片等。常用的辅料有淀粉、糊精、蔗糖、乳糖、滑石粉、硬脂酸镁等。

5.2.1 片剂的检查

5.2.1.1 常规检查

(1)外观、硬度和耐磨性检查

片剂外观应完整光洁、色泽均匀，有适宜的硬度和耐磨性，以免包装、运输过程中发生破碎或磨损。除另有规定外,对于非包衣片,应符合片剂脆碎度检查法的要求。

(2)重量差异(weight variation)

重量差异系指采用规定称量方法测得的每片重量与平均片重之间的差异程度。在生产过程中,由于生产设备和工艺、颗粒的均匀度和流动性等因素的影响,都会使片剂产生重量差异,进而又会使各片间的主药含量产生差异。故此项检查的目的是通过控制各片重量的一致性,来控制片剂中药物含量的均匀程度,从而保证用药剂量的准确性。

检查法:取供试品 20 片,精密称定总重量,求得平均片重后,再分别精密称定每片的重量,计算每片重量与平均片重差异的百分率,即得片剂重量差异限度的规定,如表 5-1。

表 5-1　片剂重量差异限度

平均片重或标示片重	重量差异限度
0.30g 以下	±7.5%
0.30g 及 0.30g 以上	±5%

结果判定:每片重量与平均片重相比较(凡无含量测定的片剂,每片重量应与标示片重比较),按表 5-1 的规定,超出重量差异限度的不得多于 2 片,并不得有 1 片超出限度 1 倍。

糖衣片的片心应检查重量差异并符合规定,包糖衣后不再检查重量差异。薄膜衣片应在包薄膜衣后检查重量差异并符合规定。凡规定检查含量均匀度的片剂,一般不再进行重量差异检查。

(3)崩解时限

崩解时限(disintegration)系指口服固体制剂在规定条件下全部崩解溶散或成碎粒,除不溶性包衣材料或破碎的胶囊壳外,应全部通过筛网。如有少量不能通过筛网,但已软化或轻质上漂且无硬心者,可作符合规定论。这一过程所需时间的限度即为崩解时限。

检查方法：仪器装置为升降式崩解仪，除另有规定外，取供试品6片，分别置于崩解仪吊篮的6支玻璃管中，崩解介质为37℃±1℃的水，调节水位高度使吊篮上升时筛网在水下面15mm处。启动崩解仪进行检查，各片均应在规定时间内全部崩解。如有1片不能完全崩解，应另取6片复试，均应符合规定。①

各种片剂崩解时限的检查方法及规定见表5-2。咀嚼片不检查崩解时限。凡规定检查溶出度、释放度、融变时限或分散均匀性的制剂不再进行崩解时限的检查。

表5-2　不同片剂的崩解时限检查

分类	崩解介质	介质温度	判断依据
普通片	水	37℃±1℃	15min内全部崩解
薄膜一片	水，并可在盐酸溶液(9→100)中检查	37℃±1℃	30min内全部崩解
糖衣片	水	37℃±1℃	1h内全部崩解
肠溶片	①先在盐酸溶液(9→1000)中检查 ②每管加入挡板1块，再在磷酸盐缓冲液(pH6.8)中检查	37℃±1℃ 37℃±1℃	①2h内，不得有裂缝、崩解或软化 ②1h内全部崩解
含片	水	37℃±1℃	不应在10min内全部崩解或溶化
舌下片	水	37℃±1℃	5min内全部崩解并溶化
可溶片	水	15℃±25℃	3min内全部崩解并溶化
结肠定位肠溶片	①盐酸溶液(9→1000)及pH6.8以下的磷酸盐缓冲液 ②pH7.5～8.0的磷酸盐缓冲液	37℃±1℃ 37℃±1℃	①不释放或不崩解 ②1h内全部释放（崩解），片心亦应崩解
泡腾片	水200ml，置250ml烧杯中	15℃±25℃	5min内全部崩解

① 甄汉深，贡济宇．药物分析学[M]．北京：中国中医药出版社，2011.

5.2.1.2 一些剂型的常规检查

(1)分散均匀性

分散均匀性是指片剂在水中能迅速崩解并均匀分散的程度。分散片需检查分散均匀性,检查时取供试品 6 片,置 250ml 烧杯中,加 15℃~25℃的水 100ml,振摇 3min,应全部崩解并通过二号筛。

(2)发泡量

阴道泡腾片应检查发泡量。检查方法:取 25ml 具塞刻度试管(内径 1.5cm)10 支,各精密加水 2ml,置 37℃±1℃水浴中 5min 后,各管中分别投入供试品 1 片,密塞 20min 内观察最大发泡量的体积,平均发泡体积应不少于 6ml,且少于 3ml 的不得超过 2 片。

(3)微生物限度检查

微生物限度检查系检查片剂受微生物污染程度的方法。[①] 检查项目包括细菌数、霉菌数、酵母菌数及控制菌检查。口腔贴片、阴道片、阴道泡腾片和外用可溶片等局部用片剂应作微生物限度检查,检查应符合规定。

5.2.1.3 含量均匀度、溶出度和释放度的检查

(1)含量均匀度(content uniformity)

含量均匀度系指小剂量或单剂量的固体制剂、半固体制剂和非均相液体制剂的每片(个)含量符合标示量的程度。除另有规定外,片剂每片标示量不大于 25mg 或主药含量不大于每片(个)重量 25%者,均应检查含量均匀度。

除另有规定外,取供试品 10 片(个),照各品种项下规定的方法,分别测定每片(个)以标示量为 100 的相对含量 X,求其均值 $\overline{X}$ 和标准差 S 以及标示量与均值之差的绝对值 A($A=|100-\overline{X}|$);如 $A+1.80S\leqslant 15.0$,则供试品的含量均匀度符合规定;若

① 甄汉深,贡济宇. 药物分析学[M]. 北京:中国中医药出版社,2011.

$A+S>15.0$，则不符合规定；若 $A+1.80S>15.0$，且 $A+S\leqslant 15.0$，则应另取 20 片（个）复试。根据初、复试结果，计算 30 片的均值 X、标准差 S 和标示量与均值之差的绝对值 A；如 $A+1.45S\leqslant 15.0$，则供试品的含量均匀度符合规定；若 $A+1.45S>15.0$，则不符合规定。

如某药品项下规定含量均匀度的限度为±20%或其他数值时，应将上述各判断式中的 15.0 改为 20.0 或其他相应的数值，但各判断式中的系数不变。

凡检查含量均匀度的制剂，一般不再检查重（装）量差异。

（2）溶出度

溶出度系指活性药物从片剂、胶囊剂或颗粒剂等制剂在规定条件下，溶出的速率和程度。

口服固体制剂的药物吸收一般首先取决于制剂在胃肠道中崩解和溶出两个过程，且有些口服固体制剂常常没有崩解过程。所以，相对于崩解时限，溶出度能更好地衡量口服固体制剂的内在质量。同时溶出度可以在一定程度上反映药物的晶型、粒度、处方组成、生产工艺和设备、辅料性质、包衣材料等因素的差异，因此测定溶出度能较好地反映固体制剂的质量。另外，当药物的溶出速率等于或低于药物在体内的吸收速率时，溶出速率成为限速因素，此时溶出度与生物利用度之间可建立一定的相关性。此时，口服固体制剂的体内生物利用度亦可用其体外溶出度来评价。①

测定方法：《中国药典》收载溶出度试验法有三种方法，即转篮法、桨法和小杯法。

①转篮法。将样品置于溶出度仪的转篮中，转篮通过篮轴与电动机相连，电动机的转速可任意调节。转篮置于溶出杯中，溶出杯中盛有溶出介质。仪器一般配有 6 套测定装置，可一次测定供试品 6 份。测定时，分别量取经脱气处理的溶出介质置

① 甄汉深，贡济宇．药物分析学[M]．北京：中国中医药出版社，2011.

各溶出杯内，加温，待渣出介质温度恒定在 37℃±0.5℃后，取供试品 6 片，分别投入 6 个干燥的转篮内，将转篮降入溶出杯中，注意供试品表面上不要有气泡，按各品种项下规定的转速启动仪器，计时，在规定的取样时间和取样点取样，立即用适当的微孔滤膜滤过，自取样至滤过应在 30s 内完成，照各品种项下规定的方法测定，计算每片的溶出量。

②浆法。除将转篮换成搅拌桨外，其他装置和要求与转篮法相同。

③小杯法。小杯法的操作容器为硬质玻璃或其他惰性材料制成的透明或棕色的、底部为半球形的 250ml 的溶出杯，桨杆与电动机相连，转速可调。其他操作和要求同桨法。小杯法溶出介质的体积较小，适用于药物含量较低的片剂溶出度的测定。

下面我们给出结果判断：①6 片中，每片的溶出量按标示量计算，均不低于规定限度(Q)；②6 片中，如有 1～2 片低于 Q，但不低于 Q－10%，且其平均溶出量不低于 Q；③6 片中，有 1～2 片低于 Q，其中仅有 1 片低于 Q－10%，但不低于 Q－20%，且其平均溶出量不低于 Q 时，应另取 6 片复试；初、复试的 12 片中有 1～3 片低于 Q，其中仅有 1 片低于 Q－10%，但不低于 Q－20%，且其平均溶出量不低于 Q。凡符合上述条件之一者，可判为符合规定。

凡检查溶出度的片剂，不再进行崩解时限的检查。

影响因素：影响固体制剂药物溶出的主要因素包括：药物的理化性质、表面积、制剂处方和工艺等，如无水药物一般比水合药物有更大的溶解度。由于药物的溶出在很大程度上影响药物的吸收，因此在药物的研究和生产时，控制和改善影响药物溶出的因素，即可改善药物的吸收，从而提高其生物利用度。

(3)释放度(release)

释放度系指药物从缓释制剂、控释制剂、肠溶制剂以及透皮贴剂等在规定条件下释放的速率和程度。凡检查释放度的片剂，不再进行崩解时限的检查。

释放度测定法有三种。

第一法用于缓释制剂或控释制剂。测定用的仪器和方法与溶出度的转篮法相同，但释放度要求至少采用3个时间取样，在规定取样时间点，吸取溶液适量，立即经不大于0.8μm的微孔滤膜滤过，自取样至滤过应在30s内完成，并及时补充所耗的溶剂。取滤液，照各品种项下规定的方法测定，计算每片的释放量。

第二法用于肠溶制剂。先以0.1mol/L的盐酸为释放介质，取6片分别投入溶出杯或转篮中，按各药品项下规定的方法，开动仪器运转2h，立即取样测定，计算每片的"酸中释放量"；再以0.2mol/L磷酸盐缓冲液(pH6.8)为介质，继续运转45min，计算每片的"缓冲液中释放量"。

第三法用于透皮贴剂。测定时参照"溶出度测定法"中的第二法"桨法"，但另用网碟组成其桨碟装置。

5.2.2 片剂中药物的含量测定

5.2.2.1 含量测定方法及结果计算

(1)含量测定方法

当片剂中主药含量较大或辅料影响很小时可以选用适宜的方法直接测定。如：安乃近片经乙醇和0.01mol/L盐酸溶解后直接用碘量法测定其含量。但大多数情况下，辅料对主药的测定会产生干扰，此时，应根据辅料的性质和特点，采取分离等必要措施消除其干扰后再进行测定。

(2)计算

片剂在含量测定时，一般取20片或10片或按规定取样(糖衣片需去除糖衣)，精密称定，并计算出平均片重，然后研细，混匀，精密称取适量(约相当于规定的主药量)，按规定方法测定含量。

片剂的含量测定结果通常以相当于标示量的百分率表示。计算公式如下：

$$标示量\% = \frac{每片中药物的实际含量}{标示量} \times 100\%$$

$$= \frac{\frac{测得量(g)}{供试品里(g)} \times 平均片重(克/片)}{标示量(克/片)} \times 100\%。$$

下面我们给出容量分析法计算公式：

①直接滴定法计算公式：

$$标示量\% = \frac{T \times F \times V \times \overline{W}}{W \times 标示量} \times 100\%$$

②直接滴定法，同时进行空白试验计算公式：

$$标示量\% = \frac{T \times F \times (V - V_0) \times \overline{W}}{W \times 标示量} \times 100\%(g)$$

③剩余滴定法，同时进行空白试验计算公式：

$$标示量\% = \frac{T \times F \times (V_0 — V) \times \overline{W}}{W \times 标示量} \times 100\%$$

式中，$F = \frac{实际物质的量浓度}{规定物质的量浓度}$，$T$ 为滴定度(mg/ml)，每 1ml 规定浓度的滴定液相当于被测组分的毫克数；F 为滴定液校正因数；V，V_0 分别为样品和空白消耗滴定液的体积(ml)；W 为片粉的取样量(g)；$\overline{W}$为平均片重(克/片)或(毫克/片)。

接下来我们将给出紫外-可见分光光度法计算公式：

①百分吸收系数法计算公式：

$$标示量\% = \frac{A_X \times V \times D \times \overline{W}}{E_{1cm}^{1\%} \times 100 \times W \times 标示量} \times 100\%$$

②对照比较法计算公式：

$$标示量\% = \frac{C_R \times A_X \times V \times D \times \overline{W}}{A_R \times W \times 标示量} \times 100\%$$

式中，A_X 为供试品溶液的吸光度；D 为稀释倍数；V 为供试品溶液体积(ml)；$\overline{W}$为平均片重(克/片)；$E_{1cm}^{1\%}$ 为百分吸收系数，100 为浓度换算因数，系将 g/100ml 换算为 g/ml；W 为片粉的取样量(g)；标示量(克/片)；C_R、A_R 分别为对照溶液的浓度和吸收度。

下面我们给出 HPLC 法计算公式

$$标示量\% = \frac{A_X \times C_R \times D \times V \times \overline{W}}{A_R \times W \times 标示量} \times 100\%$$

式中，A_X 为供试品溶液的峰面积；D 为稀释倍数；V 为片粉的溶解体积(ml)；$\overline{W}$ 为平均片重；W 为片粉的取样量(g)；标示量(克/片)；C_R、A_R 分别为对照溶液的浓度和峰回积。

5.2.2.2 常用辅料的干扰及排除

片剂在制备过程中加入的辅料如稀释剂、吸收剂、润滑剂、黏合剂、崩解剂等，往往会对主药的测定造成干扰，应根据它们的性质和特点设法排除。

(1)糖类

片剂中常常含有淀粉、糊精、蔗糖、乳糖，他们经水解后均能产生具有还原性的葡萄糖，可以被氧化成葡萄糖酸。因此，糖类可能干扰氧化还原滴定。

为了排除强氧化剂(如高锰酸钾、溴酸钾)在测定主药含量时的干扰，一般改用氧化电位较低的氧化剂作滴定剂。例如：硫酸亚铁原料药采用高锰酸钾法测定含量，而硫酸亚铁片改用铈量法进行测定，硫酸铈是比高锰酸钾弱的氧化剂，使用铈量法可以避免糖类附加剂的干扰。

(2)硬脂酸镁

硬脂酸镁是片剂常用的润滑剂，是以硬脂酸镁($C_{36}H_{70}MgO_4$)和棕榈酸镁($C_{32}H_{62}MgO_4$)为主要成分的混合物。硬脂酸镁的干扰包括：Mg^{2+} 和硬脂酸根离子的干扰。

①Mg^{2+} 对配位滴定有干扰。

Mg^{2+} 在一定条件下(pH10 左右)可以和 EDTA 发生络合反应，生成稳定的配位化合物，从而影响测定，可以加入掩蔽剂如草酸、酒石酸和硼酸等，生成难溶性的草酸镁(酒石酸镁)和硬脂酸，不干扰测定。也可以改变 pH 值或换用其他的指示剂。例如，当 $pH<9$ 时，Mg^{2+} 不与 EDTA 发生络合反应，当 $pH>12$ 时，Mg^{2+} 则与 OH^- 生成 $Mg(OH)_2$ 沉淀。

②硬脂酸根离子可干扰非水溶液滴定法。

在非水溶液滴定中，当主药的含量较大而硬脂酸镁含量小时，则对测定结果影响不大，可忽略不计，直接测定；当主药含量较少而硬脂酸镁含量较多时，硬脂酸镁的存在就会消耗高氯酸滴定液，使测定结果偏高。可选用适当的有机溶剂提取药物后再测定，从而排除干扰。例如，硫酸奎宁原料药直接采用非水溶液滴定法测定含量；其片剂含量测定，先加氯化钠 0.5g 与 0.1ml/L 氢氧化钠溶液 10ml，用氯仿提取主药后，分取氯仿液，再采用非水溶液滴定法测定含量。

为了避免硬脂酸镁对测定的干扰，也可以换用其他方法。多种有机碱性药物如盐酸吗啡、盐酸氯丙嗪、奋乃静等，其原料药采用非水溶液滴定法测定含量，片剂则采用紫外分光光度法测定。

(3)滑石粉

滑石粉是片剂常用的润滑剂和助流剂。因其在水中不易溶解，而使溶液混浊，所以当采用紫外-可见分光光度法、比旋法以及比浊法测定片剂的主药含量时会发生干扰，通常采用滤除法和提取分离法除去干扰。

(4)其他干扰

有的片剂中还可能添加苯甲酸盐、羧甲基纤维素钠及聚乙烯吡咯烷酮等，均可消耗高氯酸滴定液，使测定结果偏高，在选择分析方法时应注意排除。

5.2.2.3　应用示例

例 5-1　盐酸氯丙嗪片的含量测定

盐酸氯丙嗪在紫外光区 254nm 波长处有最大吸收，灵敏度较高，故《中国药典》采用紫外-可见分光光度法测定含量。由于盐酸氯丙嗪片易被氧化，测定时，应避光操作。

测定方法：取本品 10 片，除去包衣后，精密称定，研细，精密称取适量(约相当于盐酸氯丙嗪 10mg)，置 100ml 量瓶中，加溶剂[盐酸溶注(9→1000)]70ml，振摇使盐酸氯丙嗪溶解，用溶剂稀释至刻度，摇匀，滤过，精密量取续滤液 5ml，置 100ml 量瓶中，加溶剂稀释至刻度，摇匀，在254nm的波长处测定吸光度，按$C_{17}H_{19}ClN_2S \cdot HCl$的吸收系数($E_{1cm}^{1\%}$)为915计算，即得。

测定结果的计算公式为：

$$标示量\% = \frac{A_X \times 100 \times \overline{W} \times 10^3}{E_{1cm}^{1\%} \times 5 \times W \times 标示量} \times 100\%$$

式中，A_X为测得的吸光度；W为称样量(g)；W为平均片重(克/片)，标示量的单位为毫克/片。

例5-2　醋酸地塞米松片的含量测定

《中国药典》(2010年版)醋酸地塞米松片采用高效液相色谱法测定含量。

色谱条件与系统性试验：用十八烷基硅烷键合硅胶为填充剂；以乙腈-水(40∶60)为流动相，检测波长为240nm。取有关物质项下的对照溶液20μl注入液相色谱仪，出峰顺序依次为地塞米松与醋酸地塞米松，地塞米松峰与醋酸地塞米松峰的分离度应大于20.0。

测定方法：取本品20片，精密称定，研细，精密称取适量(约相当于醋酸地塞米松2.5mg)，置50ml量瓶中，加甲醇适量，超声处理使醋酸地塞米松溶解，加甲醇稀释至刻度，摇匀，滤过，精密量取续滤液20μl注入液相色谱仪，记录色谱图(见图5-1)；另取醋酸地塞米松对照品，精密称定，加甲醇溶解并定量稀释制成每1ml中约含50μg的溶液，同法测定，按外标法以峰面积计算，即得。

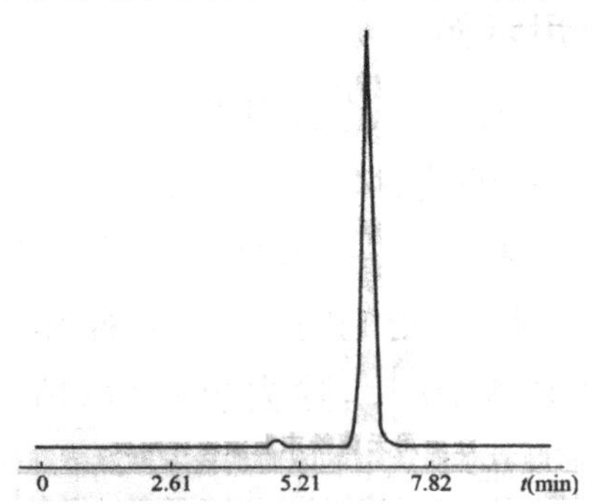

图5-1　醋酸地塞米松片的高效液相色图谱

十八烷基硅烷键合硅胶为应用最广泛的一种化学键合相，是非极性的固定相，流动相为甲醇和水的混合物，极性较大，属于反相色谱系统。采用外标法测定含量，计算公式为：

$$\text{标示量}\% = \frac{A_X \times C_R \times 50 \times 10^{-3} \times \overline{W}}{A_R \times W \times \text{标示量}} \times 100\%$$

式中，A_X 和 A_R 分别为供试品溶液和对照品溶液中醋酸地塞米松的峰面积；C_R 为对照品溶液的浓度（μg /ml）；W 为片粉的取样量(g)；$\overline{W}$为平均片重（克/片）；标示量的单位用毫克/片表示。

5.3　注射剂的分析

注射剂(injection)系指药物与适宜的溶剂或分散介质制成的供注入体内的溶液、乳状液或混悬液及供临用前配制或稀释成溶液或混悬液的粉末或浓溶液的无菌制剂。注射剂可分为注射液、注射用无菌粉末与注射用浓溶液。

5.3.1　注射剂的常规质量检查

5.3.1.1　性状

注射剂的性状包括颜色、状态等，应符合各品种项下的有关规定。色泽可按药典附录方法配制比色对照液，并进行比较，色差一般不超过规定色号±1 个色号。溶液型注射液应澄明；乳状液型注射液应稳定，不得出现相分离现象。

5.3.1.2　装量及装量差异

注射液及注射剂的浓溶液需进行装量检查，以保证其注射用量。检查方法是：注射剂的标示装量不大 2ml 者取供试品 5 支，2ml 以上至 50ml 者取供试品 3 支，开启时注意避免损失，将内容物分别用相应体积的干燥注射器及注射针头抽尽，注入经标化的量入式量筒内，在室温下检视。测定油溶液或混悬液的装量时，应先加温摇匀，再用干燥注射器及注射针头抽尽后，同前法操作，放冷，检视，每支的装量均不得少于其标示量。标示装量为50ml以上的注射液及注射用浓溶液照“最低装量检查法”检查，应符合规定。

注射用无菌粉末需检查装量差异，以保证药物含量的均匀性。检查方法为：取供试品5瓶（支），除去标签、铝盖，容器外壁用乙醇擦净，干燥，开启时注意避免玻璃屑等异物落入容器中，分别迅速精密称定，倾出内容物，容器用水或乙醇洗净，在适宜条件下干燥后，再分别精密称定每一容器的重量，求出每瓶（支）的装量与平均装量。每瓶（支）装量与平均装量相比较，应符合下列规定，如有1瓶（支）不符合规定，应另取10瓶（支）复试，应符合规定。见表5-3。

表5-3　注射用无菌粉末重差异限度

平均装量	装量差异限度
0.05g及0.05g以下	±15%
0.05g以上至0.15g	±10%
0.15g以上至0.50g	±7%
0.50g以上	±5%

5.3.1.3　渗透压物质的量浓度

溶剂通过生物膜（半透膜）由低浓度溶液向高浓度溶液扩散的现象称为渗透，阻止渗透所需施加的压力，即为渗透压（osmotic pressure）。在涉及溶质的扩散或通过生物膜的液体转运各种生物过程中，渗透压都起着极其重要的作用。因此，在制备注射剂、眼用液体制剂等药物制剂时，必须关注其渗透压。《中国药典》（2010年版），凡处方中添加了渗透压调节剂的制剂，均应控制其渗透压物质的量浓度（Osmolality）。

渗透压物质的量浓度的单位，通常以每千克溶剂中溶质的毫渗透压摩尔来表示，可按下式计算毫渗透压物质的量浓度（mOsmol/kg）：

毫渗透压物质的量浓度(mOsmol/kg)＝

$$\frac{\text{每千克溶剂中溶解溶质的克数}}{\text{分子量}}\times n\times 1000$$

式中，n 为一个溶质分子溶解或解离时形成 7 的粒子数，在理想溶液中，例如葡萄糖 $n=1$，氯化钠或硫酸镁 $n=2$，氯化钙 $n=3$，枸橼酸钠 $n=4$。

测定原理与方法：通常采用测量溶液的冰点下降来间接测定其渗透压物质的量浓度。测定仪器为渗透压物质的量浓度测定仪，由制冷系统、热敏探头和振荡器(或金属探针)组成。测定时将探头浸入供试溶液的中心，并降至仪器的冷却槽中。启动制冷系统，当供试溶液的温度降至凝固点以下时，仪器采用振荡器(或金属探针)诱导溶液结冰，自动记录冰点下降的温度。仪器显示的测定值可以是冰点下降的温度，也可以是渗透压物质的量浓度。

5.3.1.4　可见异物

可见异物系指存在于注射剂、眼用液体制剂中，在规定条件下目视可以观测到的不溶性物质，其粒径或长度通常大于 50μg。注射液中若存在不溶性微粒，使用后可能引起静脉炎、过敏反应，较大微粒甚至可以堵塞毛细血管。因此，必须进行可见异物检查。

检查方法：《中国药典》(2010 年版)收载有灯检法和光散射法两种，一般常用灯检法，也可采用光散射法。灯检法不适用的品种，如用深色透明容器包装或液体色泽较深(一般深于各标准液 7 号)的品种可选用光散射法。

(1)灯检法

在暗室中进行。检查的装置为：带有遮光板的日光灯光源，光照度可在 1000～4000lx 范围内调节。背景为不反光的黑色背景和白色背景(供检查有色异物)。检查人员的远距离和近距离视力均应在 4.9 及以上，无色盲。溶液型、乳状液及混悬型制剂的检查，除另有规定外，取供试品 20 支(瓶)，除去容器标签，擦净容器外壁，置于遮光板边缘处，在明视距离(指供试品至人眼的清晰观测距离，通常为 25cm)，分别在黑色和白色背景下，手持供试品颈部轻轻旋转和翻转容器使药液中可能存在的可见异物悬浮，注意应不产生气泡，轻轻翻摇后即用目检视，重复 3 次。总时限为 20 秒，供试品装量每支(瓶)在 10ml 及 10ml 以下的，每次检查可手持 2 支(瓶)，无色供试品溶液，光照度应为 1000～1500lx；透明塑料容器或棕色透明容器或有色的供试品溶液，光照度应为 2000～3000lx；混悬型供试品或乳状液，光照度为 4000lx。注射用无菌粉末，取供试品 5 支(瓶)，溶解后再按上述方法检查。

结果判定：各类注射剂、眼用液体制剂在静置一定时间后轻轻旋转时均不得检出烟雾状微粒柱，且不得检出金属屑、玻璃屑，长度或最大粒径超过 2mm 的纤维和块状物等明显可异物。微细可见异物(如点状物、2mm 以下的短纤维和块状物等)如检出，应该符合其规定。如溶液型静脉用注射液、注射用浓溶液。20 支(瓶)供试品检查中，均不得检出明显的可见异物，如检出微细可见异物的供试品仅有 1 支(瓶)，应另取 20 支(瓶)同法复试，均不得检出。溶液型非静脉用注射液，在供试品中，检出微细可见异物的供试品不得超过 2 支(瓶)。

(2)光散射法

当一束单色激光照射到溶液时，若溶液中存在不溶性物质即可使入射光发生散射，光散射能量与不溶性物质的大小有关。本方法系通过对光散射能量的测量，并与规定的阈值比较，以检查可见异物。仪器由旋瓶装置、激光光源、图像采集器、数据处理和终端显示系统组成。数据处理系统对采集的图像进行处理，然后根据预先设定的阈值自动判定超过一定大小的不溶性物质的有无，或在终端显示器上显示图像供人工判定，同时记录检测结果，自动分检合格与不合格供试品。

5.3.1.5 不溶性微粒

不溶性微粒检查系在可见异物检查符合规定后，用以检查静脉用注射剂及供静脉注射用无菌原料药中不溶性微粒的大小及数量。一般首先用光阻法测定，当光阻法测定结果不符合规定或供试品不适于用光阻法测定时，应采用显微计数法进行测定，并以显微计数法的测定结果作为判定依据。

(1)光阻法

所用仪器包括取样器，传感器和数据处理器三部分。当液体通过一窄小的检测区时，由于液体中微粒的阻挡，与液体流向垂直的入射光被减弱，因此由传感器输出的信号降低，这种信号变化与微粒的截面积大小相关，由此检测微粒的大小和数量。检查时取供试品，小心翻转 20 次，使溶液混合均匀，立即小心开启容器，将供试品溶液倒入取样杯中，静置 2min 或适当时间脱气，置于取样器上，开启搅拌或以手缓缓转动，记录数据，即得。

(2)显微计数法

所用仪器包括层流净化台、显微镜、微孔滤膜及其滤器、平皿。检查方法是：取供试品，在层流净化台上小心旋转 20 次，使溶液混合均匀，立即开启容器，取供试品溶液 25ml，置滤器中，抽滤至膜近干，然后用平头镊子将滤膜移置平皿上，置显微镜载物台上，放大 100 倍进行显微测量，分别测定有效滤过面积上最长粒径大于 10μm 和大于 25μm 的微粒数。另取至少两个供试品，同法测定，计算测定结果的平均值。

不溶性微粒检查结果判定：标示装量为 100ml 或 100ml 以上的静脉用注射液；除另有规定外，每 1ml 中含 10μm 及 10μm 以上的微粒不得过 25 粒（光阻法）、12 粒（显微计数法），含 25μm 及 25μm 以上的微粒不得过 3 粒（光阻法）、2 粒（显微计数法）；标示装量为 100ml 以下的静脉用注射液、注射用无菌粉末、注射用浓溶液及供注射用无菌原料药；除另有规定外，每个供试品容器中含 10μm 及 10μm 以上的微粒不得过 6000 粒（光阻法）、3000 粒（显微计数法），含 25μm 及 25μm 以上的微粒不得过 600 粒（光阻法）、300 粒（显微计数法）。

5.3.2 注射剂中药物的含量测定

5.3.2.1 含量测定方法及结果计算

由于注射剂一般处方比较简单，主药含量较大，添加剂不干扰测定，此时可选择适宜的溶剂溶解、稀释或经简单处理即可直接测定。但主药的含量比较小或添加剂干扰比较大时，应排除干扰后，再进行测定。

注射剂含量测定结果可按下式计算：

$$\text{标示量}\% = \frac{\text{测得含量}(g/ml)}{\text{标示量}(g/ml)} \times 100\%$$

(1)滴定分析法计算式：

$$\text{标示量}\% = \frac{T \times V \times F \times D}{V_S \times \text{标示量}} \times 100\%$$

式中，T 为滴定度；V 为消耗滴定液的体积(ml)；F 为浓度校正因子 V_S 为取样量(ml)，D 为稀释倍数。

(2)紫外-可见分光光度法计算式：

$$\text{标示量}\% = \frac{A \times D}{E_{1cm}^{1\%} \times 100 \times V_S \times \text{标示量}} \times 100\%$$

式中，D 为稀释倍数；V_S 为取样量(ml)；A 为供试液的吸收度；$E_{1cm}^{1\%}$ 为百分吸收系数。

5.3.2.2 常用辅料的干扰及排除

(1)抗氧剂

具有还原性的药物制成注射剂时，通常需加入抗氧剂以增加其稳定性。常用的抗氧剂有亚硫酸钠、亚硫酸氢钠、焦亚硫酸钠、硫代硫酸钠以及维生素 C 等。这些抗氧剂为还原性物质，会对氧化还原滴定法、重氮化法等产生干扰，使结果偏高。排除干扰的方法有以下几种：

①加入掩蔽剂。丙酮和甲醛是常用的掩蔽剂，消除亚硫酸钠、亚硫酸氢钠、焦亚硫酸钠的干扰。《中国药典》(2010 年版)采用碘量法测定维生素 C 注射液含量时，先加入丙酮以消除抗

氧剂的干扰。反应式如下：

$$Na_2S_2O_5 + H_2O \longrightarrow 2NaHSO_3$$

$$NaHSO_3 + \begin{matrix}CH_3\\CH_3\end{matrix}\!\!>\!C{=}O \longrightarrow \begin{matrix}CH_3\\CH_3\end{matrix}\!\!>\!C\!<\!\!\begin{matrix}SO_3Na\\OH\end{matrix}$$

又如，安乃近注射液中加有焦硫酸钠抗氧剂，当用碘量法测定含量时，加入甲醛溶液用以掩蔽消除干扰。但以甲醛用作掩蔽剂时，应注意，因其也具有还原性，宜选用氧化电位比甲醛低的滴定剂。

②加入弱氧化剂氧化法。加入一种弱的氧化剂将抗氧剂（如 Na_2SO_3 或 $NaHSO_3$）氧化，但不影响被测组分和滴定剂，从而排除干扰。常用的弱氧化剂有过氧化氢和硝酸。

$$Na_2SO_3 + H_2O_2 \rightarrow Na_2SO_4 + H_2O$$

$$NaHSO_3 + H_2O_2 \rightarrow NaHSO_4 + H_2O$$

$$Na_2SO_3 + 2HNO_3 \rightarrow Na_2SO_4 + H_2O + 2NO_2\uparrow$$

$$2NaHSO_3 + 4HNO_3 \rightarrow Na_2SO_4 + 2H_2O + H_2SO_4 + 4NO_2\uparrow$$

③酸分解法。因亚硫酸钠、亚硫酸氢钠及焦亚硫酸钠均可被强酸分解，生产 SO_2，经加热可全部逸出而除去。例如，采用亚硝酸钠滴定法测定磺胺嘧啶钠注射液的含量时，因其中加入了亚硫酸氢钠抗氧剂，消耗亚硝酸钠滴定溶液，若在滴定前加入一定量的盐酸，这既是亚硝酸钠滴定法所要求的条件，又可以使亚硫酸氢钠分解，从而排除干扰。其分解反应为：

$$NaHSO_3 + HCl \rightarrow NaCl + H_2O + SO_2\uparrow$$

$$Na_2SO_3 + 2HCl \rightarrow 2NaCl + H_2O + SO_2\uparrow$$

$$Na_2S_2O_3 + 2HCl \rightarrow 2NaCl + H_2O + S + SO_2\uparrow$$

$$Na_2S_2O_5 + 2HCl \rightarrow 2NaCl + H_2O + SO_2\uparrow$$

④提取分离法。利用溶解性的不同进行提取分离。例如，盐酸阿扑吗啡注射液中加入焦亚硫酸钠作抗氧剂，根据生物碱的溶解特性，采用乙醚提取碱化后游离的阿扑吗啡，然后再用间接酸碱滴定法测定。

⑤利用主药和抗氧剂紫外吸收光谱的差异法。盐酸氯丙嗪注射液中常加入维生素C作为抗氧剂。盐酸氯丙嗪的紫外吸收光谱显示两个最大吸收峰，分别在254nm和306nm的波长处，而维生素C的紫外吸收光谱只有在243nm波长有吸收峰，而在254nm至306nm波长处无吸收峰。《中国药典》(2010年版)采用紫外分光光度法测定盐酸氯丙嗪注射液含量，在254nm波长处测定吸收度，按吸收系数($E_{1cm}^{1\%}$)为915计算其含量。此时，维生素C存在，在254nm波长无吸收，不干扰测定。

⑥其他方法。当注射剂中主药具有紫外吸收时，可利用药物的这一性质进行含量测定，而抗氧剂不影响其测定。例如，2010年版《中国药典》重酒石酸间羟胺原料药采用溴量法测定含量，其注射剂则采用紫外-可见分光光度法测定，其所含的抗氧剂焦亚硫酸钠不会干扰主药的测定。

(2)pH值调节剂

为了使注射剂保持一定的酸碱度，常需加入一定的pH值调节剂(缓冲盐)。测定时根据具体情况可加入一定的酸或碱来调节，如用盐酸调节酸度，但应注意不宜采用银量法。

(3)渗透压调节剂

一般以氯化钠调节渗透压，氯化钠的存在，可能干扰测定。采用银量法测定氯化钠，然后从总量中减去。也可采用专属性强的高效液相色谱法测定而不受氯化钠的干扰。

(4)溶剂油

有些脂溶性的药物必须配制成油溶液。我国多采用麻油、茶油或核桃油作为注射用植物油。因植物油的存在对主药的测定会产生干扰。常见的处理方法有：

①有机溶剂稀释法。对主药含量较高而取样量较少的注射剂，可用有机溶剂稀释后测定，油溶液不会对测定产生影响。例如，己酸羟孕酮注射液为灭菌油溶液，《中国药典》(2010年版)采用反相高效液相色谱法测定其含量。制备供试品溶液时，用内容量移液管精密量取注射液适量，加甲醇定量稀释制成每

1ml 中约含 25μg 的溶液，供测定用。供试品的取用量较小且可溶于甲醇溶液，可以准确地测定其含量。

②空白对照。为了排除溶剂油的影响，可采用空白油对照校正测定结果。

③提取分离后进行测定。选择适当的溶剂分离药物和溶剂油后再进行测定。《中国药典》(2010 年版)对一些甾体激素类药物的油注射液，如丙酸睾酮注射液、苯丙酸诺龙注射液、黄体酮注射液等均采用分离后高效液相色谱法测定。在这些注射液测定方法中，选用乙醚作溶剂的原因是药物和溶剂油均易溶于乙醚中，这样可以准确地量取供试品，同时也易于挥散，药物易溶于甲醇，而油溶剂则不溶。因此，选用甲醇将药物提取分离后进行测定，这样溶剂油的干扰就被排除了。

5.3.2.3　应用示例

例 5-3　盐酸肾上腺素注射液的含量测定

《中国药典》(2010 年版)肾上腺素原料药的含量测定采用非水溶液滴定法，而盐酸肾上腺素注射液的含量测定采用反相高效液相色谱法。

色谱条件与系统适用性试验：用十八烷基硅烷键合硅胶为填充剂；以 0.14%庚烷磺酸钠溶液-甲醇(65：35)(用磷酸调节 pH 值至 3.0±0.1)为流动相；UVD 检测器，检测波长为 280nm。理论板数按肾上腺素峰计算不低于 3000。

测定法：精密量取本品适量(约相当于肾上腺素 3mg)，置 25ml 量瓶中，加醋酸溶液(1→25)稀释至刻度，摇匀，精密吸取 20μl，注入液相色谱仪，记录色谱图；另取肾上腺素对照品适量，精密称定，加醋酸溶液(1→25)制成每 lm 中含 0.12mg 的溶液，同法测。按外标法以峰面积计算，即得。本品含肾上腺素应为标示量的 85.0%～115.0%。含量测定结果的计算公式如下：

$$标示量\% = \frac{A_X \times C_R \times 25}{A_R \times 标示量(mg/ml)} \times 100\%$$

式中，A_X 和 A_R 分别为供试品溶液和对照品溶液中肾上腺素的峰面积；C_R 为对照品溶液的浓度（mg/ml）；标示量的单位为 mg/ml。

方法中，流动相加入庚烷磺酸钠作为反离子试剂，可与肾上腺素生成离子对化合物，以利于其在固定相上的保留和分离，克服了肾上腺素：中碱性基团离解在色谱柱拖尾的缺陷。

5.4 复方制剂的分析

5.4.1 复方制剂分析的特点

凡药物制剂中含有两种或两种以上有效成分的，称为复方制剂。在对复方制剂进行分析时，不仅要考虑到各类剂型中的附加剂对测定有效成分的影响，而且还必须考虑到复方制剂中所含有的有效成分之间的相互干扰。因此，复方制剂的分析较原料药、单方制剂的分析更为复杂。近年来，随着新技术和新方法的推广使用，光谱法、色谱法等逐渐应用于复方制剂分析中，为复方制剂的分析提供了灵敏、准确、简便、快速的分析方法。

5.4.2 复方制剂分析示例

目前，各国药典收载和文献报道的复方制剂，主要可归纳为：复方解热镇痛类药物、复方维生素类药物、复方磺胺类药物、复方甾体激素类药物等。如果复方制剂中各有效成分之间不产生干扰，就可以不经分离直接测定制剂中各有效成分的含量；如果各有效成分之间相互产生干扰，则可根据有效成分的理化性质，经分离处理后测定制剂中各有效成分的含量。以下介绍一些有代表性的复方制剂的分析方法。

例 5-4 葡萄糖氯化钠注射液的含量测定

葡萄糖氯化钠注射液含葡萄糖和氯化钠两种有效成分，可利用它们物理、化学性质的差异，采用旋光度法测定葡萄糖的含量，银量法测定氯化钠的含量，两种方法相互不干扰。

(1)葡萄糖的测定

精密量取本品适量(约相当于葡萄糖 10g),置 100ml 量瓶中,加氨试液 0.2ml(10%或 10%以下规格的本品可直接取样测定),用水稀释至刻度,摇匀,静置 10min,置 2dm 的测定管中,依法测定旋光度,与 1.0426 相乘,即得供试量中含有 $C_6H_{12}O_6 \cdot H_2O$ 的质量(g)。

计算:

$$供试量中葡萄糖的量(g)=\alpha \times 1.0426$$

$$含量占标示量百分率(\%)=\frac{\alpha \times 1.0426 \times D}{W \times 标示量} \times 100\%$$

式中,α 为测得的旋光度;1.0426 为换算因数;D 为稀释倍数(100);W 为供试品的取样量(ml),标示量的单位为 g/ml。

(2)氯化钠的测定

精密量取本品 20ml,依次加水 30ml,2%糊精溶液 5ml,2.5%硼砂溶液 2ml 与荧光黄指示液 5~8 滴,用硝酸银滴定液(0.1ml/L)滴定。每 1ml 的硝酸银滴定液(0.1ml/L)相当于 5.844mg 的 NaCl。

计算:

$$含量占标示量百分率\%=\frac{V \times T \times F \times 10^{-3}}{W \times 标示量} \times 100\%$$

式中,V 为消耗滴定液的体积(ml);T 为滴定度,即每 1ml 滴定液相当 NaCl 的毫克数;F 为滴定液的浓度校正因数;W 为供试品的取样量(ml),标示量的单位为 g/ml。

《中国药典》规定,本品含葡萄糖($C_6H_{12}O_6 \cdot H_2O$)与氯化钠(NaCl)均应为标示量的 95.0%~105.0%。

(3)讨论

①葡萄糖分子结构中五个碳均为手性碳原子,具有旋光性,可利用旋光法测定含量。具有旋光性的药物,在一定条件下,旋光度和溶液浓度有以下关系:

$$\alpha=\frac{[\alpha]_D^{20} CL}{100}$$

式中,α 为旋光度;$[\alpha]_D^{20}$ 为比旋度;L 为样品管的长度(dm);C 为溶液的浓度(g/100ml)。

D-葡萄糖有 α-型、β-型和醛式三种异构体，在水溶液中存在下列互变异构平衡：

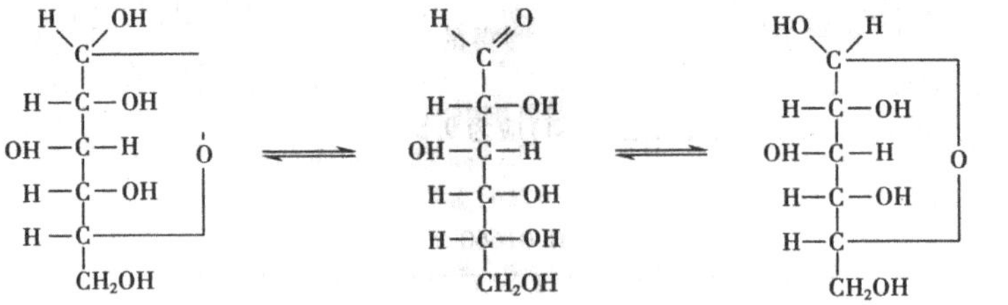

α-D-葡萄糖（占36%）	醛式D-葡萄糖（占0.024%）	β-D-葡萄糖（占64%）
$[\alpha]_D^{20}=+113.4°$	$[\alpha]_D^{20}=+52.75°$	$[\alpha]_D^{20}=+19.7°$

因为葡萄糖互变异构体的比旋度差别很大，所以新配制的和经稀释的葡萄糖溶液，其旋光度会逐渐变化，待互变异构达到平衡后，旋光度才趋于恒定，这种现象称为葡萄糖的变旋现象。葡萄糖达到变旋平衡后，比旋度$[\alpha]_D^{20}$为$+52.75°$。高浓度葡萄糖注射液需经稀释后才能测定，由于变旋未达平衡，溶液的旋光度不稳定；加入少量氨试液，可促使上述反应更快达到平衡状态。

《中国药典》规定，本品含葡萄糖按 $C_6H_{12}O_6 \cdot H_2O$ 计算，即以含1分子结晶水的葡萄糖计算，而比旋度$+52.75°$是无水葡萄糖的比旋度，所以供试量中葡萄糖的量为：

$$含量=\frac{100\times\alpha}{[\alpha]_D^{20}\times 2}\times\frac{M_{C_6H_{12}O_6\cdot H_2O}}{M_{C_6H_{12}O_6}}=\frac{100\times\alpha}{52.75\times 2}\times\frac{198.17}{180.16}$$

$$=\alpha\times 1.0426(g)$$

②氯化钠的测定采用银量法，加糊精是保护反应生成的氯化银胶体，加硼砂是调节 pH，便于终点的观察。

例 5-4　复方碘口服液的含量测定

［处方］

碘	50g
碘化钾	100g
水	适量
制成	1000ml

(1)碘的测定

精密量取供试品 15ml,50ml1 量瓶中,加水稀释至刻度,摇匀,精密量取 10ml,置具塞锥形瓶中,加醋酸 1 滴,用硫代硫酸钠滴定液(0.1mol/L)滴定至溶液无色。每 1ml 的硫代硫酸钠滴定液(0.1mol/L)相当于 12.69mg 的 I。

《中国药典》规定,本品含碘(I_2)应为 4.5%～5.5%。

计算:

$$\text{碘的含量}(\%)=\frac{V\times 0.01269\times F}{15\times\frac{10}{50}}\times 100\%$$

式中,V 为消耗硫代硫酸钠滴定液的体积(ml);F 为硫代硫酸钠滴定液的浓度校正因数。

(2)碘化钾

取上述滴定后的溶液,加醋酸 2ml 与曙红钠指示液 0.5ml,用硝酸银滴定液(0.1mol/L)滴定,至沉淀由黄色转变为玫瑰红色,每 1ml 的硝酸银滴定液(0.1mol/L)相当 16.60mgKI。从测得的 I^- 的总量减去碘的量,即为碘化钾的量。

《中国药典》规定,本品含碘化钾(KI)应为 9.5%～10.5%。

计算:

$$\text{碘化钾的含量}(\%)=\frac{0.01660\times\frac{C_1V_1-C_2V_2}{0.1}}{15\times\frac{10}{50}}\times 100\%$$

式中,C_1 为硝酸银滴定液的浓度(mol/L);V_1 为消耗硝酸银滴定液的体积(ml);C_2 为测定碘时硫代硫酸钠滴定液的浓度(mol/L);V_2 为测定碘时消耗硫代硫酸钠滴定液的体积(ml)。

(3)讨论

①复方碘口服溶液的主要成分碘,用碘量法测定其含量。

$$I_2+2Na_2S_2O_3\rightarrow 2NaI+Na_2S_4O_6$$

②在碘化钾的测定中,由于上一步测定碘时也可产生碘化物,所以用银量法测定出的是碘离子的总量,碘化钾的含量则通

过计算求得。

$$NaI + AgNO_3 \rightarrow AgI \downarrow + NaNO_3$$

$$KI + AgNO_3 \rightarrow AgI \downarrow + KNO_3$$

例 5-5 复方炔诺孕酮片的含量测定

[处方]

炔诺孕酮	300mg
炔雌醇	30mg
制成	1000片

复方炔诺孕酮片每片含炔诺孕酮 0.30mg，炔雌醇 30μg，两种药物均为甾体激素类药物，结构相近，但含量差异大，炔诺孕酮的量为炔雌醇的 10 倍。高效液相色谱法分离效能高、灵敏，适用于此类制剂的分析。《中国药典》采用高效液相色谱法测定复方炔诺孕酮片的含量。

(1)色谱条件与系统适用性试验

用十八烷基硅烷键合硅胶为填充剂；乙腈-水(60∶40)为流动相，检测波长 220nm。理论板数按炔诺孕酮峰计算不低于 3000，各成分峰与内标物质峰的分离度应符合要求。

(2)内标溶液的制备

取醋酸甲地孕酮适量，加乙腈制成每 1lm 中含 1mg 的溶液，摇匀，即得。

(3)测定方法

取本品 20 片，精密称定，研细，精密称取适量(约相当于炔诺孕酮 1.5mg)，置 10ml 量瓶中，精密加内标溶液 1ml，加流动相适量，超声处理使溶解，放冷，用流动相稀释至刻度，摇匀，滤过，取续滤液 20μl 注入液相色谱仪，记录色谱图；另取炔诺孕酮和炔雌醇对照品适量，精密称定，用乙腈溶解并定量稀释制成每 1ml 中约含炔诺孕酮 1.5mg 和炔雌醇 0.15mg 的溶液，精密量取此溶液与内标溶液各 1ml，置 10ml 量瓶中，加流动相稀释至刻度，摇匀，同法测定，分别按内标法以峰面积计算，即得。

计算：

炔诺孕酮的含量：首先根据对照品溶液的色谱图计算校正因子(f)：

$$f=\frac{A_S/C_S}{A_R/C_R}$$

式中，A_S 和 A_R 分别为对照品溶液中内标物质和炔诺孕酮的峰面积；C_S 和 C_R 分别为对照品溶液中内标物质和炔诺孕酮的浓度(mg/ml)。

再根据供试品溶液的色谱图，按下式计算供试品溶液的浓度 C_X。

$$C_X=f\times\frac{A_X}{A_S/C_S}$$

式中，C_X 为供试品溶液中炔诺孕酮的浓度(mg/ml)；f 为校正因子；A_X 和 A_S 分别为供试品溶液中测定组分和内标物质的峰面积；C_S 为内标物质的浓度(mg/ml)。

$$\text{炔诺孕酮的含量}=\frac{C_X\times D\times\overline{W}}{W}(\text{mg/片})$$

式中，C_X 为供试品溶液中炔诺孕酮的浓度(mg/ml)；D 为稀释倍数(10)；$\overline{W}$为平均片重(g/片)；W 为称样量(g)。

炔雌醇含量的计算方法与炔诺孕酮相同。

《中国药典》规定，复方炔诺孕酮片每片含炔诺孕酮应为 0.270～0.345mg，含炔雌醇应为 27.0～34.5μg。

例 5-6　复方阿司片林(APC)片的含量测定

复方阿司片林片由阿司匹林、非那西丁和咖啡因三种成分组成，它们的结构分别如下：

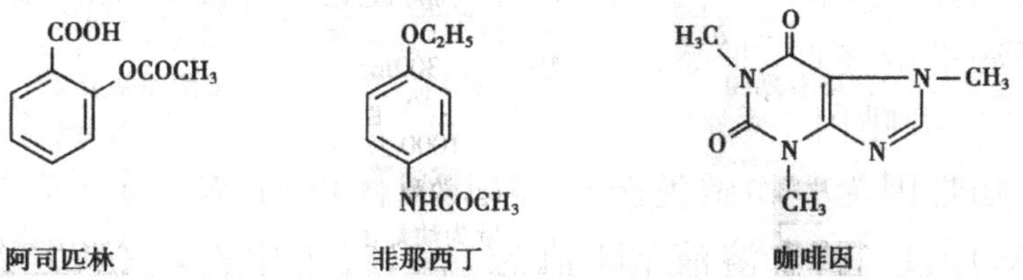

COOH OCOCH₃

阿司匹林

OC_2H_5 $NHCOCH_3$

非那西丁

H_3C O N N CH_3 O N N CH_3

咖啡因

基本原理及测定方法如下：首先取供试品 20 片，精密称定，研细备用。

(1)阿司匹林的含量测定

阿司匹林结构中具有羧基,呈酸性,可用标准碱液滴定。

非那西丁是中性物质,咖啡因是弱碱性物质,对阿司匹林的测定无干扰。但 APC 片中除主成分外,尚含有枸橼酸、酒石酸等稳定剂以及阿司匹林本身水解产生的少量水杨酸及醋酸等,在滴定中均消耗碱滴定液,如直接滴定会使测定结果偏高。故先用氯仿提取,可将辅料和水溶性酸分离。但水杨酸在氯仿中略溶,故如果游离水杨酸的量偏高,将影响测定结果。

阿司匹林的测定方法如下:精密称取上述细粉适量(约相当于阿司匹林 0.4g),置分液漏斗中,加水 15ml,摇匀,用氯仿振摇提取四次(20,10,10,10ml),提取氯仿液用同一份水 10ml 洗涤,合并氯仿液,置水浴上蒸干,残渣加中性乙醇(对酚酞指示液显中性)20ml 溶解后,加酚酞指示液 3 滴,用氢氧化钠滴定液(0.1moL/L)滴定,即得。

(2)非那西丁的含量测定

非那西丁结构中具乙酰胺基,在酸性条件下,水解生成游离芳伯氨基,以亚硝酸钠滴定法测定含量。在此条件下阿司匹林的水解产物水杨酸不溶于酸而析出,滤过,将辅料和水杨酸除去。咖啡因不干扰。

按以下方法测定非那西丁含量:精密称取上述细粉适量(约相当于非那西丁 0.3g),置锥形瓶中,加稀硫酸 25ml,缓缓加热回流 40min,放冷至室温,将析出的水杨酸滤过,滤渣与锥形瓶用盐酸液(1→2)40ml,分数次洗涤,每次 5ml,合并滤液与洗液,加溴化钾 3g,溶解后,用亚硝酸钠滴定液(0.1moL/L)滴定,以永停法指示终点,即得。

(3)咖啡因

咖啡因为生物碱类药物,但其碱性极弱,K_b 为 0.7×10^{-14}(19℃)。1%的水溶液 pH 值为 6.9,近于中性,一般生物碱的含量测定方法不适用。但它在酸性条件下可与碘定量生成沉淀。可采用剩余碘量法测定其含量。

$$B+2I_2+KI+H_2SO_4 \rightarrow B \cdot HI \cdot I_4 \downarrow +KHSO_4$$

式中 B 代表咖啡因。

$$I_2(\text{剩余})+2Na_2S_2O_3 \rightarrow 2NaI+Na_2S_4O_6$$

用碘量法测定咖啡因含量时，片剂中存在的非那西丁和淀粉都有干扰，故测定前先加稀硫酸充分振摇，使咖啡因溶解。滤过，除去辅料、阿司匹林和非那西丁。测定方法为：精密称取上述细粉适量(约相当于咖啡因 50mg)，加稀硫酸 5ml，振摇数分钟使咖啡因溶解，滤过，滤液置 50ml 量瓶中，滤器与滤渣用水洗涤三次，每次 5ml，合并滤液与洗液，精密加入碘滴定液(0.05mol/L)25ml，用水稀释至刻度，摇匀，在约 25℃避光放置15min，滤过，弃去初滤液，精密量取续滤液 25ml，用硫代硫酸钠滴定液(0.05mol/L)滴定，至近终点时，加淀粉指示液，继续滴定至蓝色消失，并将滴定结果用空白试验校正。每 1ml 的碘滴定液(0.05mol/L)相当于 5.305mg 的咖啡因($C_8H_{10}N_4O_2$)。

根据以上方法，含量测定结果的计算公式为：

$$\text{标示量}\%=\frac{(V_0-V)\times C\times\frac{1}{2}\times 5.305\times\frac{50}{25}\times\overline{W}}{0.05\times W\times\text{标示量}}\times 100\%$$

式中，V_0 为空白试验时消耗硫代硫酸钠滴定液的体积(ml)；V 为样品测定时消耗硫代硫酸钠滴定液的体积(ml)；C 为硫代硫酸钠滴定液的浓度(mol/L)；W 为样品的称量(g)；$\overline{W}$ 为平均片重(g/片)。

5.5 新技术制剂的分析

随着药剂学的发展，一些制剂新技术如包合技术、纳米技术、微囊与微球技术、脂质体技术等应运而生，这些新技术是将药物与适宜辅料制成微囊、微球、微小囊泡或包合物等，以改善药物的溶解度、稳定性和生物利用度，降低毒副作用。由于其采用的辅料和制备工艺的不同，对药物制剂的分析提出了新的任务和挑战。本节就一些新技术制剂的分析特点作一介绍。

5.5.1 微囊、微球与脂质体制剂的分析

微囊、微球、脂质体制剂是指药物与适宜的辅料，通过微型包囊技术制得微囊、微球、脂质体，然后再按临床不同给药途径与用途制成的各种制剂。《中国药典》收载了微囊、微球与脂质体制剂的指导原则。

定义如下：

①微囊是指固态或液态药物被辅料包封成的微小胶囊。通常，粒径在 1～250μm 之间的称微囊，粒径在 0.1～1μm 之间的称亚微囊，粒径在 10～100nm 之间的称纳米囊。

②微球是指药物溶解或分散在辅料中形成的微小球状实体。通常，粒径在 1～250μm 之间的称微球，而粒径在 0.1～1μm 之间的称亚微球，粒径在 10～100nm 之间的称纳米球。

③脂质体是指药物被类脂双分子层包封成的微小囊泡，脂质体有单室与多室之分。小单室脂质体的粒径在 20～80nm 之间，大单室脂质体的粒径在 0.1～1μm 之间，多室脂质体的粒径在 1～5μm 之间。通常小单室脂质体也可称纳米脂质体。

用于微囊、微球、脂质体制备的辅料通常有三类：

①在体内生物相容和可生物降解的天然材料，有明胶、蛋白质、淀粉、壳聚糖、海藻酸盐、磷脂、胆固醇等。

②半合成材料，分为在体内可生物降解与不可生物降解两类。在体内可生物降解的有氢化大豆磷脂、聚乙二醇二硬脂酰磷脂酰乙醇胺等；不可生物降解的有甲基纤维素、乙基纤维素、羧甲基纤维素盐、羟丙甲纤维素、邻苯二甲酸乙酸纤维素等。

③合成材料，分为在体内可生物降解与不可生物降解两类。可生物降解材料应用较广的有聚乳酸、聚氨基酸、聚羟基丁酸酯、乙交酯-丙交酯共聚物等；不可生物降解的材料有聚酰胺、聚乙烯醇、丙烯酸树脂、硅橡胶等。此外，在制备微囊、微球、脂质体时，可加入润湿剂、乳化剂、抗氧剂或表面活性剂等。

在进行该类制剂的分析时，应考虑这些辅料性质、药物存在的状态、剂型等因素对测定的影响，若在进行含量测定时，需采用适当方法，使微囊、微球或脂质体膜破裂，被吸附、包入或嵌入的药物从中释放出来，然后再进行测定。并根据制备工艺、制剂特性等制订特殊检测项目。

5.5.1.1　有害有机溶剂的限量检查

凡生产过程中引入有机溶剂时，应按残留溶剂测定法进行有害有机溶剂的限度检查，残留量应符合规定。凡未规定限度者，可参考 ICH，否则应根据生产工艺制订有害有机溶剂残留量的测定方法与限度。

5.5.1.2　形态、粒径及其分布

微囊、微球、脂质体的形态，可采用光学显微镜观察，粒径＜2μm的需用扫描或透射电子显微镜观察，均应提供照片。微囊、微球外观应为球形、流动性好的粉末，微囊应为封闭囊状物，微球应为球状实体。测定粒径有多种方法，如光学显微镜法、电感应法、光感应法和激光衍射法等，应提供粒径的平均值及其分布数据或图形（如直方图或分布曲线图）或跨距。测定不少于 500 个粒径，由下式求得算术平均值（d_{av}）：

$$d_{av}=\frac{\sum(nd)}{\sum n}=\frac{(n_1d_1+n_2d_2+\cdots+n_nd_n)}{(n_1+n_2+\cdots+n_n)}$$

式中，n_1、$n_2\cdots n_n$ 为具有粒径 d_1、$d_2\cdots d_n$ 的粒子数。微囊、微球、脂质体的粒径分布数据，常用各粒径范围内的粒子数或百分率表示；有时也可用跨距表示，跨照愈小分布愈窄，即粒子大小愈均匀。

$$跨距=\frac{(D_{90}-D_{10})}{D_{50}}$$

式中，D_{10}、D_{50}、D_{90} 分别指粒径累积分布图中 10％、50％、90％处所对应的粒径。如需作图，将所测得的粒径分布数据，以粒径为横坐标，以频率（每一粒径范围的粒子个数除以粒子总数

所得的百分率)为纵坐标,即得粒径分布直方图;以各粒径范围的频率对各粒径范围的平均值可作粒径分布曲线。

5.5.1.3 载药量或包封率的检查

载药量(drug-loading rate)是指微囊、微球、脂质体中所含药物的重量百分率,即:

$$载药量=\frac{微囊、微球、脂质体中所含药物重量}{微囊、微球、脂质体的总重量}\times 100\%$$

载药量一般采用溶剂提取法测定。应选择对药物有最大溶出量而对载体材料有最少溶解作用,且本身不干扰测定的溶剂进行提取测定。对于粉末状微囊、微球、脂质体,可仅测定载药量;而对于处于液体介质中的微囊、微球、脂质体,应通过适当方法(如凝胶柱色谱法、离心法或透析法)分离后,分别测定液体介质和微囊、微球、脂质体的含药量,计算其包封率。

包封率(entrapment rate)是指微囊、微球、脂质体内药量占投药量的百分率,可由下式求得:

$$包封率=\frac{系统中包封的药量}{系统中包封与未包封的总药量}\times 100\%$$

$$=\frac{系统中包封与未包封的总药量-液体介质中未包封的药量}{系统中包封与未包封的总药量}\times 100\%$$

要求包封率不得低于80%。

5.5.1.4 突释效应或渗漏率的检查

药物在微囊、微球、脂质体中的情况一般有吸附、包入和嵌入三种情况。释药速率(drug release rate)可采用释放度测定法进行测定。在体外释放试验时,表面吸附的药物会快速释放,即为突释效应(burst effects),要求开始0.5h内的释放量应低于40%。若微囊、微球、脂质体产品是分散在液体介质中贮藏,应检查渗漏率,由下式计算:

$$渗漏率=\frac{产品在贮藏一定时间后渗漏到介质中的药量}{产品在贮藏前包装的药量}\times 100\%$$

5.5.1.5 脂质体氧化程度的检查

脂质体含有的磷脂容易被氧化，这是脂质体突出的问题。在含有不饱和脂肪酸的脂质混合物中，磷脂的氧化分三个阶段：单个双键的偶合、氧化产物的形成、乙醛的形成及键断裂。因为各阶段产物不同，氧化程度很难用一种试验方法评价，此处以氧化指数为指标。根据氧化偶合后的磷脂在波长 230nm 左右具有紫外吸收峰而有别于未氧化的磷脂，测定脂质体的卵磷脂时，其氧化指数应控制在 0.2 以下。具体方法为：将磷脂溶于无水乙醇配成一定浓度的澄清溶液，分别测定波长 2233nm 及 215nm 处的吸光度，由下式计算氧化指数。

$$\text{氧化指数}=\frac{A_{233nm}}{A_{215nm}}$$

不同制剂对粒径有不同的要求，微囊、微球、脂质体制剂应符合有关制剂通则的规定。

5.5.2 包合物制剂的分析

包合物(inclusion complex)是指药物分子被全部或部分包合于另一种分子的空穴结构中而形成的络合物。包合物由主分子(host molecules)和客分子(guest molecules)两部分组成。主分子即包合材料(materials for inclusion complexes)，为具有一定空穴结构的药用材料；客分子是小分子药物，被包合在主分子内，形成分子囊(molecule capsule)。药物制剂中常用的包合材料主要为 α、β、γ 三种环糊精(分别由 6、7、8 个葡萄糖组成)以及环糊精分子中羟基上的氢被甲基、乙基、羟丙基或葡糖基等取代的环糊精衍生物。对于包合物的质量评价，通常需采用各种分析方法进行包合物鉴定，并测定其包合率。

5.5.2.1 包合物鉴定

可根据包合物的性质与结构状态，对比包合物与客分子、环糊精以及环糊精客分子物理混合物的光谱、色谱以及热分析等图谱差异，验证主、客分子是否形成了包合物。常用红外光谱法、核磁共振法、圆二色谱法、薄层色谱法、热分析法、X 射线衍射法、扫描电子显微镜法、相溶解度法等进行测定。

5.5.2.2 包合率测定

包合率(inclusion rate)是指包合物中被包合的药物量占投药量的百分率。包合率的测定，一般采用的方法是：精密称取一定量包合物，加适当有机溶剂，如乙醇、乙醚等，振摇，使药物从包合物中溶解出来，过滤，取滤液直接测定，或取滤液浓缩至干，再用适当溶剂溶解残渣，定容后测定。按下式计算包合率：

$$包合率=\frac{包合物质量\times包合物中药物含量}{加入的中药物质量}\times 100\%$$

5.5.3 纳米制剂的分析

纳米粒(nanoparticles)是由天然或合成的高分子物质组成，粒径在 1～10nm 范围内，药物可以溶解、包裹于基中或吸附在其表面上，分为膜壳药库型的纳米囊(nanocaplsule)和骨架实体型的纳米球(nanosphere)。纳米粒是一种理想的药物载体，可供静脉注射、口服或其他途径给药，在药物制剂中得到广泛的关注。纳米制剂的质量评价目前无正式规定，可参照微囊、微球、脂质体的评价指标进行质量考察。

第 6 章　生物药物分析

化学合成药物、生物药物和中药是人类用于预防、治疗和诊断疾病的三大主要药物。生物药物(biopharmaceutics 或 biopharmaceuticals)是利用生物体、生物组织或器官等成分,综合运用生物学、生物化学、微生物学、免疫学、物理化学和药学的原理与方法制得的一大类药物。广义的生物药物应包括从动物、植物和微生物等生物体中提取的各种天然生物活性物质以及人工合成或半合成的天然物质类似物。生物药物主要包括生化药物(biochemical drugs)、生物技术药物(biotechnology drugs)和生物制品(biological products)等。

6.1　概述

生物药物是利用生物体、生物组织或器官等成分,综合应用生物学、生物化学、微生物学、免疫学、物理化学和药学的原理与方法制得的一大类药物。广义的生物药物包括从动物、植物、微生物等生物体中制取的各种天然生物活性物质以及人工合成或半合成的天然物质类似物。生物药物主要包括生化药物、生物技术药物和生物制品等。

6.1.1　生物药物的概念

6.1.1.1　生物技术药物

生物技术药物是用现代生物技术研制的药物。现代生物技术手段包括基因工程(genetic engineering)、细胞工程(cell engineering)、蛋白质工程(protein engineering)、酶工程(enzyme engineering)和发酵工程(fermentation engineering)等。这些技

术体系相互依赖、相辅相成。在这些技术体系中，基因工程起着主导作用，应用基因工程技术生产的药物可称为基因工程药物(genetic engineering drugs)。

6.1.1.2 生化药物

生化药物是利用生物化学的理论、方法和技术，从动物、植物及微生物等生物体中提取分离的天然活性物质，以及这些物质及其衍生物的化学合成、半合成和现代生物技术制得的产品。如氨基酸类、氨基酸的衍生物类、多肽和蛋白质类、酶、辅酶类、核酸及其降解物和衍生物、多糖类药物、脂类药物、胆酸类、固醇类、卟啉类、细胞生长因子与组织制剂。

6.1.1.3 基因工程药物

系指先确定对某种疾病具有预防和治疗作用的蛋白质，然后将控制该蛋白质合成过程的基因进行分离、纯化或人工合成，利用重组 DNA 技术加以改造，最后将该基因导入可以大量生产的受体细胞中(包括细菌、酵母菌、动植物或动植物细胞)，在受体细胞中不断繁殖或表达，并能大规模生产具有预防和治疗这种疾病的蛋白质，通过这种方法生产的药物称为基因工程药物。主要包括目的基因的提取和剪切、基因与载体的重新连接(DNA 体外重组)、重组 DNA 导入新的寄主细胞、发酵培养、目的蛋白质的提炼和纯化技术。

6.1.1.4 生物制品

生物制品是以微生物、细胞、动物或人源组织和体液等生物材料为原料，应用传统技术或现代生物技术制成，用于人类疾病预防、治疗和诊断的药品。生物制品更多地涉及免疫学、预防医学和微生物学。

6.1.2 生物药物的进展

化学药物、生物药物和中药是人类用于预防、治疗和诊断疾病的三大主要药物。

早期的生物药物是由来自生物体某些天然活性物质加工制成的制剂，称为第一代生物药物，来自动物脏器的生物药物曾有脏器制剂之称，如胎盘制剂。

第二代生物药物是指利用近代生化技术从生物材料中分离、纯化获得的具有针对性治疗作用的生物活性物质，如纯化胰岛素。

第三代生物药物就是利用生物技术生产的天然生化物质及经过生物工程手段改造的具有比天然物质更高药理活性的新物质。

6.1.3 生物药物的特点

6.1.3.1 生物体的基本生化成分

生物药物和基因工程药物均来自生物体，是生物体的基本生化成分，是由生命基本物质制得的一大类药物。具有一定的生物活性或生理功能，能够参与、影响和调控人体代谢和生理功能，对于某些疾病的治疗具有针对性强、毒副作用小等特点。许多基因工程药物是参与人体一些生理功能所必需的蛋白质，极微量就可产生显著的效应。

6.1.3.2 分子量大

本类药物大部分为大分子的蛋白质、多肽、多糖、核酸类等化合物（除氨基酸、核苷酸、辅酶及甾体激素等属化学结构明确的小分子化合物外），其分子量一般为几千至几十万，结构复杂，有些物质的分子量不是一个定值，甚至有的化学结构也不确定。因此，给该类药物的分析和质量检验工作带来很大的困难，而此类药物常需进行纯度检查和分子量的测定。对大分子药物，即使组分相同，往往由于分子量不同而产生不同的生理活性。如肝素是由 D-硫酸氨基葡萄糖和葡萄糖醛酸组成的酸性黏多糖，能明显延长血凝时间，有抗凝血作用；但低分子量肝素的抗凝活性较低。

6.1.3.3 全过程的质量控制

此类药物对热、酸、碱、重金属等理化因素的变化较敏感，各种理化因素的变化易对生物活性产生影响。生物制药所用的材料大多含有丰富的营养成分，利于微生物的生长，故易被微生物分解。此外，生产中的搅拌力、金属器械及空气等也可能对活性产生影响，因此，必须有严格的、全程的质量控制要求，从原料筛选、预处理、生产工艺、制剂成型、贮存条件、有效期限、运输到使用方法的各个环节，都必须做出明确规定，全面严格地控制各个技术条件，以确保生物药物的有效药理作用。

6.1.3.4 结构确证难

由于此类药物中的某些有效结构或分子量不确定，其结构很难采用元素分析法、X 射线衍射法、紫外法、红外法、质谱法和核磁共振光谱法等方法加以证实，往往还需用生物化学的方法如氨基酸组分分析、氨基酸序列分析等方法加以证实。

6.1.3.5 生物活性检查

在制备多肽或蛋白质类药物时，有时可能会因工艺条件的变化，导致失活。这类生物药物除采用通常的理化法检验外，还需采用生物检定法进行检定，以证实其生物活性。

6.1.3.6 安全性检查

生化药物和基因工程药物性质特殊，组分复杂，生产工艺中易引入特殊杂质和污染物，需要做安全性检查。例如，热原检查、过敏试验、异常毒性试验、致突变试验和生殖毒性试验等。

6.1.3.7 含量测定

生化药物和基因工程药物通过理化分析法进行含量测定，以表明其有效成分的含量。但对酶类等药物需进行效价测定或酶活力测定，以表明其有效成分的生物活性。

生化药物和基因工程药物的生物活性质量控制特点见表 6-1。

表 6-1　生化药物基因工程药物的生物活性质量控制对比

生物测定	理化测定
提取分离等传统工艺生产	DNA 重组技术生产
↓	↓
结构不明、组分变异、产品不纯	结构明确、组分单一、产品高纯
↓	↓
生物测定法检测其活性	批准上市前的生物活性检测
↓	↓
常规质量控制中采用生物测定法	常规质量控制中可单独采用理化分析法检测

6.1.4　生物药物的分类

6.1.4.1　生化药物的种类

(1)氨基酸、多肽与蛋白质类药物

①氨基酸及其衍生物。包括单氨基酸、氨基酸衍生物和复合氨基酸类。

②药用活性多肽。包括酪丝亮肽(YSL)、鱿鱼皮胶原蛋白多肽(SP)、赖氨酰谷氨酸二肽(Vilon)和其他肽类等。

③药用蛋白。乳猪肝胶原蛋白水解物(ricH)、纤维蛋白、水蛭素等;属蛋白质类的激素有生长素、甲状旁腺素、催乳素;属植物来源的蛋白类药物有植物凝集素、天花粉蛋白等。

(2)酶类与辅酶类药物

按功能分为:助消化酶类、蛋白水解酶类、凝血酶及抗栓酶、抗肿瘤酶类和其他酶类等;还包括部分辅酶类(辅酶 Q_{10})等。另外,一部分辅酶也属于核酸类。

(3)糖类药物

包括肝素、硫酸乙酰肝素(HS)、硫酸软骨素(ChS)、低分子肝素(LMWH)等。类肝素(酸性黏多糖)、壳聚多糖、古糖酯(PGS)、网胰藻多糖(PSH)、藻酸双酯钠(Pss)、螺旋藻黏多糖、扇贝糖胺聚糖(SS-GAG)等。

(4)脂质类(脂肪和类脂及其衍生物)

包括多价不饱和脂肪酸(PUFA)、磷脂类、固醇类、胆酸类和卟啉类等。

(5)核酸类(核酸及其代谢物核苷酸、核苷)

如 RNA (包括 iRNA—免疫核糖核酸)、DNA (脱氧核糖核酸)、多聚胞苷酸、巯基聚胞苷酸、ATP 和 cAMP 等。

6.1.4.2 基因工程药物的种类

基因工程 DNA 重组药物的主要成分为多肽或蛋白质类,大致可分为以下三大类。

(1)激素类及神经递质类药物

包括:①人生长激素释放抑制因子(human somatotin);②人胰岛素(human insulin)③人生长激素(human growth hormone)。

(2)细胞因子类药物

包括:①人干扰素(human interferons);②人白细胞介素(human interleukins)③集落刺激因子(colony-stimulating factors,CSF);④促红细胞生成素(erythropoietin,EPO)。

(3)酶类及凝血因子类药物

现有或正在开发中的基因工程药物主要有单克隆抗体、疫苗、基因治疗药物、白介素、生长因子、内啡肽、重组可溶性受体、反义药物、人生长激素、纤溶酶原激活剂、凝血因子、集落细胞刺激因子、促红细胞生成素、肿瘤坏死因子等。

6.2 生物药物的质量检定

为了保证生化药物和基因工程药物的质量,准确反映产品的质量与特性,质量控制应包括以下项目:来源与种类、性状、鉴别、氨基酸组分分析、肽图、糖含量、纯度、干燥失重或水分、炽灼残渣、生物活性、热原试验和含量测定等。现作如下介绍。

6.2.1 鉴别试样

鉴别是利用化学法、物理法及生物学方法来确证生化药物和基因工程药物的真伪。通常需使用标准品或对照品在同一条件下进行对照试验加以确证。常用的鉴别试验方法如下。

6.2.1.1 性状鉴别

(1)外观检查

制品外观的异常往往会涉及制品的安全和效力,因此必须认真进行检查,通过特定的人工光源检测可见异物,对外观类型不同的制品(透明度、混悬液、冻干品)有不同的要求。

(2)真空度及复溶时间

冻干制品进行真空封口,可进一步保持制品的生物活性和稳定性。真空封口的冻干制品应进行真空度和溶解时间检查。通常可用高频火花真空测定器检查其真空程度,凡有真空度,瓶内应出现蓝紫色辉光。复溶时间的检查是取一定量冻干制品,按药典要求,加适量溶剂,考查复溶时间是否在规定的时限内。

6.2.1.2 理化鉴别

(1)化学鉴别法

利用药物与某些试剂在一定条件下的显色反应、沉淀反应等,生成具有一定颜色的产物或沉淀进行鉴别。如溶菌酶的鉴别采用呈色法,溶菌酶分子中的四个肽键上的氮原子能与铜离子(Cu^{2+})配合,生成有颜色的配位化合物,肽键越多,产生的颜色越深。

(2)光谱法

利用药物中的共轭系统在紫外区有特征吸收进行鉴别。例如,三磷酸腺苷二钠的分子结构中具有共轭双键,其 0.01mol/L 盐酸水溶液(20mg/ml)在 257nm 波长处有最大吸收。

(3)高效液相色谱法

利用对照品溶液和供试品溶液色谱图的保留时间和肽图谱的一致性进行鉴别。肽图分析可作为与天然产品或参考品作精密比较的手段，与氨基酸组分分析和序列分析合并研究，可作为蛋白质的精确鉴别。同种产品不同批次肽图的一致性是工艺稳定的验证指标，故肽图分析对鉴别比较重要。

(4)应用实例

例 6-1　三磷酸腺苷二钠的鉴别试验

三磷酸腺苷二钠的分子结构中含有嘌呤结构、磷酸酯和钠离子。《中国药典》采用钼酸铵沉淀法(方法 1)、二羟基甲苯一铁盐比色法(方法 2)、红外光谱法(方法 3)和钠离子焰色反应(方法 4)进行鉴别。

三磷酸腺苷二钠

(adenosine disodium triphosphate)

方法 1：取本品约 20mg，加稀硝酸 2ml 溶解后，加钼酸铵试液 1ml，水浴加热，放冷，即析出黄色沉淀。

方法 2：取本品水溶液(3→10000)3ml，加 3，5-二羟基甲苯乙醇溶液(1→10)0. 2ml，加硫酸铁铵盐酸试液(1→1000)3ml，置水浴中加热 10min，即显绿色。

方法 3：本品的红外光吸收图谱应与对照品的图谱(光谱集 903 图)一致(图 6-1)。

方法 4：本品的水溶液显钠盐的火焰反应。

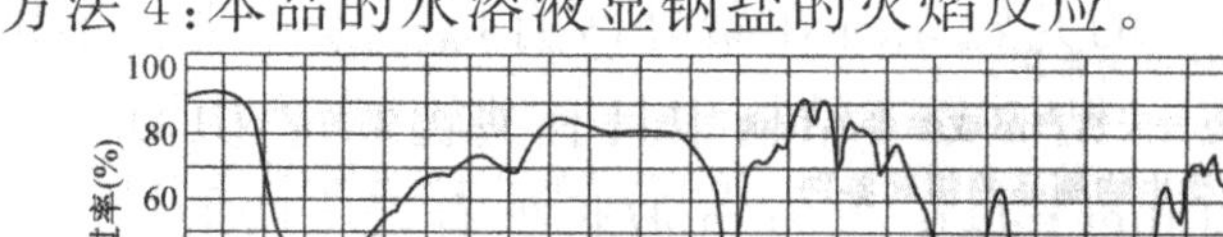
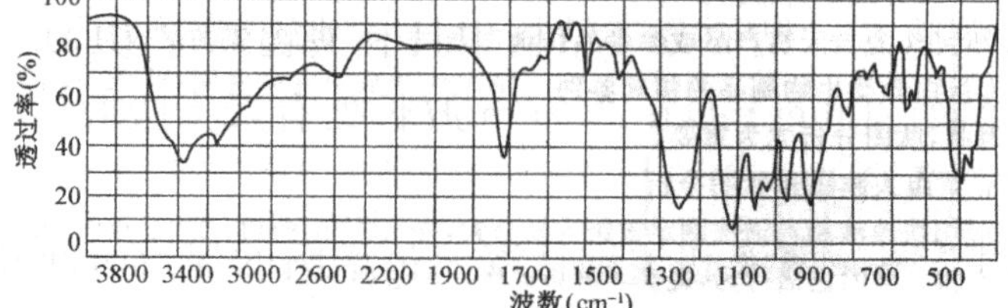

图 6-1　三磷酸腺苷二钠对照红外光谱图

6.2.1.3 生化鉴别

(1)酶法

利用酶反应进行分析的方法可统称酶法。如尿激酶是专属性较强的蛋白水解酶,根据尿激酶能激活牛纤维蛋白溶酶原,而具有相同作用的链激酶不能激活牛纤维蛋白溶酶原而加以区别,并用直接观察溶解纤维蛋白作用的气泡上升法作为判断指标。

(2)电泳法

电泳法具有操作简便、灵敏度高、重现性好、检测范围广,并具有分离、分析等优点,已成为生物药物和基因工程药物分析的重要手段之一。

根据电泳的分离特点,电泳法可分为三大类:①自由界面电泳,即在一根U形管里的溶液中,同种分子的构型及带电情况基本一致,在电场的影响下,逐渐密集而与其他电泳迁移率不同的物质之间形成明显的界面;②区带电泳,即在电泳过程中,应用各种不同的惰性支持介质,在电场作用下,使具有不同泳动速度的组分形成各自区带的电泳;③高效毛细管电泳(HPCE),即在一根内径约50μm的毛细管中,在高压电场下进行样品分离分析的一种新型电泳技术。

根据所用支持物的不同可分为:纸电泳法、醋酸纤维素薄膜电泳法、聚丙烯酰胺凝胶电泳法(简称PAGE法)和SDS-PAGE法。

(3)肽图法

本法是通过蛋白酶或化学物质裂解蛋白质后,采用适宜的分析方法鉴定蛋白一级结构的稳定性和准确性。常用的方法主要有胰蛋白酶裂解-反相高效液相色谱和溴化氰裂解-凝胶电泳法,其中前一种方法更为常用。

肽图分析可作为与天然产品或参考品作精细比较的手段,与氨基酸成分和序列分析合并研究,可作为蛋白质类生物制品的精确鉴别。同种产品不同批次肽图的一致性是工艺稳定的验证指标，因此，肽图分析尤为重要。

例 6-2　重组人粒细胞集落刺激因子的肽图分析

(1)原理

钟英等将供试品 rhG－CSF 经透析、冻干后，用 0.1%碳酸氢铵溶液溶解并稀释至 1.5mg/ml，加入胰蛋白酶(序列分析纯)，(37±0.5)℃保温 6h 后进行反相高效液相色谱分析。

(2)色谱条件

Vydac C_{18} 柱(150mm×4.6mm，5μm)流动相 A 为 0.1%(*W*/*V*)三氟醋酸，流动动相 B 为乙腈-水(9∶1)溶液，内含 0.1%(*W*/*V*)三氟醋酸，梯度洗脱，流速 0.5ml/min；检测波长 214nm；进样量 50μm。

(3)RP-HPLC 法肽谱结果分析

rhG-CSF 含有 175 个氨基酸，分子量约为 18000，其分子中含有 5 个 Arg，分别位于第 23、147、148、167、170 位上，4 个 Lys，分别位于第 17、24、35、41 位上。rhG-CSF 用胰蛋白酶裂解，理论上有 9 个裂解位点和 8 个肽段以及 2 种单氨基酸。由于酶解常不完善或在非 Arg、Lys 残基上切断，因此会产生更多的分离峰。但方法重复性良好，5 次测定结果完全一致。测得各批间样品的肽图也一致(图 6-2)。

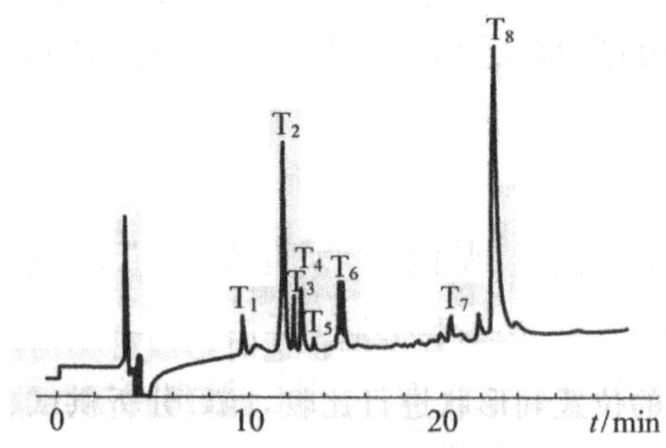

图 6-2　rhG-CSF 样品 RP-HPLC 肽链 T_1～T_8 为肽段

6.2.1.4 生物鉴别

生物检定法是利用药物对生物体(整体动物、微生物、离体组织、细胞等)的作用以测定其含量、效价或生物活性的一种方法。该法是以药物的药理作用为基础、生物统计为工具,运用特定的实验设计,通过供试品和相应的标准品或对照品在一定条件下比较产生特定生物反应的剂量比例,来进行供试品效价的测定。

(1)生物药物含量的测定

对一些采用理化方法不能测定含量或理化测定不能反映生物活性的药物可采用生物检定法来控制药物质量。

(2)血清学法

血清学试验是指体外抗原抗体结合试验。包括经典血清学反应,即抗原抗体结合时出现的凝集反应、沉淀反应、中和反应或补体结合反应,以及在此基础上发展起来的免疫双扩散法、免疫电泳法、免疫印迹法、免疫斑点法等检测技术。

①免疫双扩散法。本法是指在琼脂板上按一定距离打数个小孔,在相邻的两孔内分别加入抗原与抗体,若抗原、抗体互相对应,浓度、比例适当,则一定时间后,在抗原与抗体孔之间形成免疫复合物的沉淀线,以此对供试品的特异性进行检查。

②免疫电泳法。本法是将供试品通过电泳分离成区带的各抗原,与相应的抗体进行双相免疫扩散,当两者比例合适时形成可见的沉淀弧。将沉淀弧与已知标准抗原、抗体生成的沉淀弧的位置和形状进行比较,即可分析供试品中的成分及其性质。

③免疫印迹法和免疫斑点法。两法均以供试品与特异性抗体结合后,抗体再与酶标抗体特异性结合,通过酶学反应的显色,对供试品的抗原特异性进行检查。两者的区别主要是:免疫印迹法首先需对供试品进行SDS-聚丙烯酰胺凝胶电泳,然后相应斑点通过电转移至硝酸纤维素膜,再进行抗原抗体反应。而免疫斑点法则直接在硝酸纤维素膜上进行反应。两法测定结果,阳性均应呈现明显色带,阴性均应不显色。

6.2.2 杂质检查

生化药物和基因工程药物分子较大，结构复杂，有的并非单一成分。因此，此类药物必须进行杂质检查。

6.2.2.1 一般杂质检查

一般杂质检查项目包括氯化物、硫酸盐、磷酸盐、铵盐、铁盐、重金属、酸度、溶液的澄清度或溶液的颜色、水分及干燥失重、炽灼残渣等。其检查的原理及方法与化学合成药物中的一般杂质检查相同，不再详述。

6.2.2.2 特殊杂质的检查

根据生产工艺和产品的稳定性，生物药物中存在的特殊杂质主要有三大类：

①生物污染物，如微生物污染、宿主细胞蛋白、外源性DNA、牛血清白蛋白等培养基成分等。

②工艺添加剂，如残留抗生素、蛋白分离剂聚乙二醇、乙醇、产品稳定剂、防腐剂、细菌与病毒灭活剂等。

③有关杂质或有效性检查，如二聚体、多聚体、氧化物、突变物、错误裂解物、异构体等。

(1)抗生素残留量测定

一些生物制品在生产过程中使用了抗生素(应尽可能避免使用抗生素)，在原液检定中必须进行抗生素残留量的检查，常用的抗生素是氨苄西林或四环素。检查方法是依据在琼脂培养基内抗生素对微生物的抑制作用，比较对照品与供试品对接种的试验菌产生的抑菌圈的大小，检查供试品中氨苄西林或四环素残留量。成品中严禁使用抗生素作为防腐剂。

(2)外源性 DNA 残留量测定

《中国药典》收载了两种方法，DNA 探针杂交法和荧光染色法，根据供试品具体情况选择任何一种方法进行测定。

①DNA 探针杂交法。供试品中的外源性 DNA 经变性为

单链后吸附于固相膜上，在一定温度下可与相匹配的单链DNA复性而重新结合成为双链DNA，称为杂交。将特异性单链DNA探针标记后，与吸附在固相膜上的供试品单链DNA杂交，并使用与标记物相应的显示系统显示杂交结果，与已知含量的阳性DNA对照比对后，可测定供试品中外源性DNA的残留量。

②荧光染色法。应用双链DNA荧光染料与双链DNA特异结合形成复合物，在波长480nm激发下产生超强荧光信号，用荧光酶标仪在波长520nm处检测，在一定DNA浓度范围内，以及在该荧光染料过量情况下，荧光强度与DNA浓度成正比，根据供试品荧光强度，计算供试品中DNA残留量。

(3)大肠杆菌菌体蛋白残留量测定

本法是采用酶联免疫法测定大肠杆菌表达系统生产的重组制品中残留菌体蛋白质残留量。该项检查主要是控制异源蛋白的含量，避免因超量引起机体免疫反应。酶联免疫法的具体操作如下：

取兔抗大肠杆菌菌体蛋白质抗体适量，用包被液溶解并稀释成每1ml中含10μg的溶液，以100μL/孔加至96孔酶标板内，4℃放置过夜(16～18h)。用洗涤液洗板3次；用洗涤液制备1%牛血清白蛋白溶液，以200μL/孔加至酶标板内，37℃放置2h；将封闭好的酶标板用洗涤液洗板3次；以100μL/孔加入标准品溶液和供试品溶液，每个稀释度做双孔，同时加入2孔空白对照(稀释液)，37℃放置2h；用稀释液稀释辣根过氧化酶(HRP)标记的兔抗大肠杆菌菌体蛋白质抗体1000倍，以100μL/孔加至酶标板内，37℃放置1h；用洗涤液洗板10次，以100μL/孔加入底物液，37℃避光放置40min，以50μL/孔加入终止液终止反应。用酶标仪在492nm处测定吸光度，应用计算机分析软件进行读数和数据分析，也可使用手工作图法计算。

以标准品溶液吸光度对其相应的浓度作标准曲线，并以供试品溶液吸光度在标准曲线上得到相应菌体蛋白质含量，按以下公式计算：

$$供试品菌体蛋白质残留量(\%)=\frac{c\times n}{T\times 10^6}\times 100\%$$

式中，c 为供试品溶液中菌体蛋白质含量(ng/ml)；n 为供试品稀释倍数；T 为供试品蛋白质含量(mg/ml)。

假单胞菌表达系统生产的和酵母表达系统生产的重组制品残留菌体蛋白含量测定也采用酶联免疫法。

(4)人血白蛋白多聚体测定

人血白蛋白多聚体的测定采用分子排阻色谱法，用亲水硅胶高效体积排阻色谱柱(SEC，排阻极限 300kD，60cm×7.5mm，10μm)；以含 1%异丙醇、pH7.0 的 0.2mol/L 磷酸盐缓冲液为流动相(量取 0.5mol/L 磷酸二氢钠 200ml、0.5mol/L 磷酸氢二钠 420ml、异丙醇 15.5ml 及水 914.5ml，混匀)，流速 0.6ml/min；检测波长 280nm。取每 1ml 含蛋白质 12mg 的人血白蛋白溶液 20μL，注入色谱柱，记录色谱图。人血白蛋白单体峰与二聚体峰之间的分离度应>1.5，拖尾因子按人血白蛋白单体峰计算应为 0.95～1.40。

取供试品适量，用流动相稀释成每 1ml 约含蛋白质 12mg 的溶液，取 20μL 注入色谱柱，记录色谱图 60min。按面积归一化法计算，色谱图中未保留(全排阻)峰的含量(%)除以 2，即为人血白蛋白多聚体含量。

(5)人免疫球蛋白类制品 IgG 单体加二聚体测定

人免疫球蛋白类制品 IgG 单体加二聚体的测定采用分子排阻色谱法，方法类似上述人血白蛋白多聚体的测定。人免疫球蛋白 IgG 的标准图谱如图 6-3 所示。主峰为 IgG 单体，相对保留时间约 0.85 的峰为二聚体，图谱各峰的界限为两峰间最低点到基线的垂直线。按面积归一化法计算，色谱图中单体加二聚体峰的含量，即为 IgG 单体加二聚体的含量。

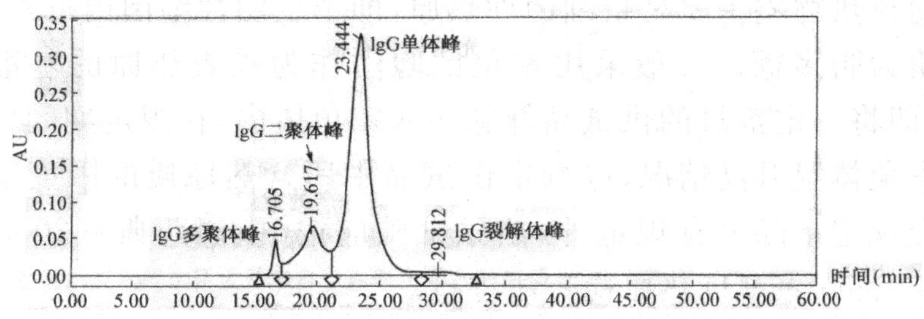

图6-3 人体免疫蛋白IgG标准图谱

6.2.3 安全检查

6.2.3.1 异常毒性检查

异常毒性试验是用一定剂量的药物按指定的操作方法和给药途径给予规定体重的某种试验动物，观察其急性毒性反应。反应的判断以试验动物死亡与否为终点。除另有规定外，均应按《中国药典》(2005年版)三部附录ⅫA异常毒性检查法进行。

6.2.3.2 异性蛋白等急性毒性物质过敏试验

过敏试验是检查异性蛋白的试验。药物中若含有异性蛋白，在临床使用时易引起病人多种过敏反应，轻者皮肤出现红斑或丘疹，严重者则出现窒息、发绀、血管神经性水肿、血压下降，甚至休克和死亡。所以，有可能存在异性蛋白的药物，应进行过敏试验，实验动物为豚鼠，分为皮肤过敏试验和腹腔注射试验。

方法为将适量的药液由皮下或腹腔注射给豚鼠，若药物中含有异性蛋白，则在体内产生相应的抗体，这种抗体附着在肥大细胞上，经一段时间后再注射相同的药物，若药物有致敏性，则与豚鼠体内产生的抗体反应，使肥大细胞释放出组胺等物质，产生过敏性反应，动物会出现蜷缩、竖毛、呼吸困难甚至死亡等现象。若药物无致敏性，则动物活动正常。

6.2.3.3 热原检查和内毒素检查

生物药物在制造过程中有可能被细菌或其他物质所污染，而引起机体的致热反应，这就是通常所说的热原反应。目前公认的致热物质主要是指细菌性热原，即革兰阴性细菌内毒素，其本质为脂多糖。一般采用家兔试验法作为检查热原的基准方法，即将一定剂量的供试品静脉注入家兔体内，在规定期间内观察家兔体温升高情况，以判定供试品中所含热原质的限度是否符合规定。除另有规定外，热原试验应按《中国药典》(2005 年版)三部附录ⅫD 热原检查法进行。

国内外也在致力于研究和推广灵敏度和特异性更好的鲎试剂法来检测内毒素和热原。该法系用鲎试剂来检测或量化由革兰阴性菌产生的细菌内毒素，以判断供试品中细菌内毒素的限量是否符合规定的一种方法。细菌内毒素的量用内毒素单位(EU)表示。细菌内毒素检查包括两种方法，即凝胶法和光度测定法，其中光度法又包括浊度法和显色基质法。供试品检测时可使用其中任何一种方法进行试验。当测定结果有争议时，除另有规定外，以凝胶法结果为准。具体操作按《中国药典》(2005 年版)三部附录ⅫE 细菌内毒素检查法进行。

6.2.3.4 降压物质试验

降压物质系指某些药物中含有的能导致血压降低的杂质，包括组胺、类组胺或其他导致血压降低的物质。

用动物脏器或组织为原料制备生化药物的过程中，正常组织内存在的组胺及部分氨基酸脱羧形成的组胺、酪胺等胺类物质，均为这类杂质的主要来源。以组胺为代表的胺类，具有刺激支气管和肠管平滑肌、扩张毛细血管及人类小动脉的作用，注入体内能导致人、狗、猫或猴等一些动物的血压下降。临床上注射含有此类降压物质的注射液后，将会引起面部潮红、脉搏加速和血压下降等不良反应。因此，在生产过程中除了从生产工艺上采取有效措施以减少可能的污染外，还须对有关药品中的降压物质进行检查并控制。《中国药典》采用猫(或狗)血压法检查药物中所含有的降压物质。

6.2.3.5 血型物质的检测

白蛋白、丙种球蛋白、冻干人血浆、抗毒素等制品常含有少量的 A 血型或 B 血型物质，可使受者产生高滴度的抗 A、抗 B 抗体，O 型孕妇使用后可能会引起新生儿溶血症。因此，这类制品应检测血型物质含量。

6.2.3.6　基因工程药物中可能杂质与污染物检查

基因工程药物中可能的杂质有残留 DNA、宿主细胞蛋白质、内毒素、蛋白质突变体和蛋白质裂解物等，主要污染物有微生物、热原和病毒等。主要检查项目有外源性 DNA、宿主细胞蛋白质、其他有关杂质和细菌内毒素检查。

6.2.3.7　致突变试验

致突变试验包括微生物回复突变试验、哺乳动物培养细胞染色体畸变试验、啮齿动物微核试验和微生物电极法的致突变试验。

6.2.4　含量测定

生化药物和基因工程药物的含量表示方法通常有两种：一种用百分含量表示，适用于结构明确的小分子药物或经水解后变成小分子的药物；另一种用生物效价或酶活力单位表示，适用于酶类和蛋白质类等药物的测定。

6.2.4.1　含量测定

(1) HPLC 法

应用适当的分析色谱柱测定产品的总体纯度，凡有紫外吸收的物质均能在图谱上显示出色谱峰。若产品分子构型均一，仅出现一个色谱峰，有些产品有不同构型，会表现出不同的色谱峰。总之，纯度要达 95%以上。

(2) 十二烷基硫酸钠-聚丙烯酰胺凝胶电泳法（SDS-PAGE 法）

产品中若有聚合体存在，只有在非还原情况下表现比较充分，应扫描计算聚合体的含量，一般应控制<10%，单体加聚合体应≥95%。应用灵敏的银染色法，可测出微量杂质蛋白质。本法可表明产品中蛋白质的纯度。

6.2.4.2 效价测定

效价测定采用国际或国家参考品，或经过国家检定机构认可的参考品，以体内或体外法（细胞法）测定其生物学活性，并标明其活性单位。一般用免疫学方法测定的效价不能代替生物学效价，只能作为中间品的质量控制标准。在测定效价时，还应测定蛋白质含量，计算出特异比活性，活性以单位数/毫克蛋白（IU/mg）表示。

6.3 基因工程药物的质量控制

基因疗法（gene therapy）是一种新兴的治疗技术，是近30年来生命科学发展的一种革命性的结果。基因治疗指的是，通过一定的方式，将野生型基因或有治疗作用的DNA序列导入人体靶细胞去纠正突变的功能缺陷来治疗或缓和人类的遗传疾病。在使用这种治疗方式的过程中，需要将目的基因被导入到患者的靶细胞内，或整合染色体上，稳定地复制，或游离于染色体外，独立的复制，但无论是哪种方式都可以在细胞中得到表达，从而起到治疗疾病的作用。

6.3.1 基因工程

基因工程，即重组DNA技术（recombiant DNA technology，rDNA），是20世纪70年代后兴起的一门新技术，是现代生物技术的核心，是指运用遗传学及分子生物学的理论和方法，按照人类的需要，用重组DNA技术对生物的遗传物质进行改造，从而改变生物的结构和功能，生产人类所需要的物质和产品。

6.3.1.1 基因过程的基本过程

基因工程的核心内容为基因重组、克隆和表达。其基本操作过程可以归纳为以下五个主要步骤，简述为“切、连、转、筛、检”（图6-4）。

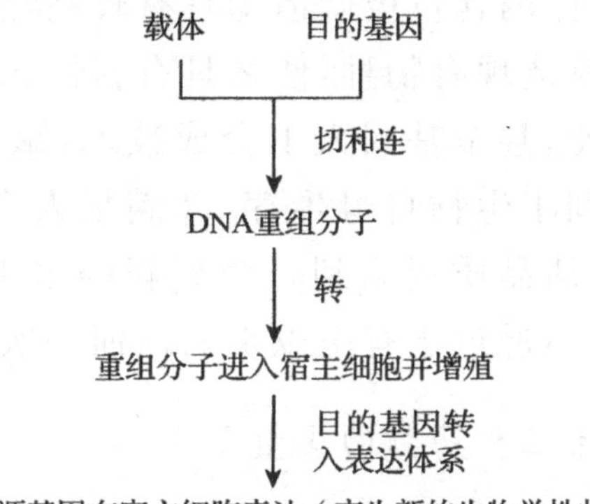

图 6-4　基因工程的基本过程

①切，目的 DNA 片段的获得。目的 DNA 片段可以来自化学合成的 DNA 片段、从基因组文库或 cDNA 文库中分离的基因、通过 DNA 聚合酶链反应(PCR)扩增出来的片段等。

②连，目的 DNA 片段与含有标记基因的载体在体外进行重组。利用 DNA 重组技术，将目的 DNA 片段插入到合适的载体中，形成具有自主复制能力的 DNA 小分子。

③转，重组 DNA 导入宿主细胞。借助于细胞转化手段将 DNA 重组分子导入微生物、动物和植物受体细胞中，获得具有外源基因的克隆。

④筛，含有目的基因的克隆的筛选以标记基因。如对抗生素有抗性的基因的表达性状为依据，从成千上万的克隆中筛选出目的克隆。

⑤检，目的基因片段表达的检测与鉴定。在人为控制条件下，如通过诱导使导入的基因在细胞内得到表达，产生出所期望的新物质或使生物获得新的性状。

6.3.1.2　基因工程研究的意义

概括地讲，基因工程研究与发展的意义体现在两个方面：第一，大规模生产生物分子。利用微生物（如大肠杆菌和酵母菌等）基因表达调控机制相对简单和生长速度较快等特点，令其超量合成其他生物体内含量极微但却具有较高经济价值的生化物质。第二，设计改造现有物种，使之具有新性状。借助于基因重组、基因定向诱变，甚至基因人工合成技术，赋予生物一些新性状，以便更加有利于生物自身生存，并满足人类需求，最终卓有成效地将人类生活品质提高到一个崭新的水平。因此，基因工程诞生的意义毫不逊色于有史以来的任何一次技术革命。

6.3.2 基因工程药物的质量要求

基因工程药物属于生物技术药物范畴，系指先确定对某种疾病具有预防和治疗作用的蛋白质，然后将控制该蛋白质合成过程的基因分离、纯化或进行人工合成，利用重组 DNA 技术加以改造，将该基因放入可以大量生产的受体细胞中不断繁殖，大规模生产具有预防和治疗这种疾病作用的蛋白质。其主要类型有激素类及神经递质类药物，如人生长激素释放抑制因子、人生长激素/细胞因子类药物（如人干扰素、人白细胞介素、促红细胞生成素）、重组融合蛋白、基因工程抗体类药物及基因工程疫苗类药物。

基因工程的特点是利用细菌、酵母或哺乳动物细胞作为遗传物质的活宿主，来生产具有治疗、诊断用途的蛋白质。其生产过程涉及多种生物材料和生物加工程序，如发酵、细胞培养、分离纯化等。不同的培养条件和不同的提纯方法等均会影响最终产品的质量，在这个过程中会产生许多杂质，如内毒素、宿主细胞蛋白、蛋白突变体、DNA、氨基酸替代物、单克隆抗体、内源性病毒、蛋白水解修饰物等杂质，而且目标产品有其固定的易变性，质量控制尚无非常成熟的经验和方法。因此，在生产和质量控制方面生产企业必须严格遵守已批准的 GMP 标准，对生产全过程进行全程监控。除需要鉴定最终产品外，还需从基因的来源及确证、菌种的鉴定、原细胞库等方面提出质量控制要求，对培养、纯化等每个生产环节严格控制。基因工程的生产要人员素质高，有合理的厂房、先进的仪器设备和与之相适应的各项验证、管理制度，有完善的检定规程，有与之相适应的各生产工序和检定方法的标准操作细则，以及能切实反映生产检定全过程的批记录文本，有生产和质量管理文件，有卫生管理制度、产品销售制度和原材料、包装材料管理制度，以及其他与药品质量相关的文件和管理制度。只有在这些软件和硬件管理制度得到认真执行的情况下，才能最大限度地保证最终产品的有效性、安全性和均一性。

凡属与一般生物制品有关的质量控制，均按现行版《中国药典》有关规定执行。有关生产设施的要求应参照国家食品药品监督管理局《药品生产质量管理规范》执行。

为了有利于基因工程产品在我国的研究和发展，并为这类制品的审评提供依据，国家食品药品监督管理局于 2003 年 3 月颁发制定了关于人用重组 DNA 制品和人用单克隆抗体的质量控制技术原则性指导文件，以保证在人群中试验或应用时安全有效。

6.3.3　基因工程药物的质量控制要点

用不同于常规方法的 rDNA 技术生产的基因工程药物，评价其安全性和有效性亦不同于常规方法。基因工程药物的质量控制经常使用生物学技术和理化分析技术。由于方法学和检测灵敏度的限制，某些杂质在成品检定时可能检查不出来，因此，生产过程中的质量控制方法十分重要。

6.3.3.1　原材料的质量控制

原材料的质量控制主要是对目标基因、表达载体以及宿主细胞（如细菌、酵母、哺乳细胞和昆虫细胞）的检查，以及使用它们时所制订的严格要求，否则就无从保证产品质量的安全性和一致性，并可能产生不希望产生的遗传诱导变化。

应提供有关表达载体的详细资料，包括基因的来源、克隆和鉴定，表达载体的构建、结构和遗传特性。应说明载体组成各部分的来源和功能，如复制子和启动子来源，或抗生素抗性标志物。提供至少包括构建中所用位点的酶切图谱。应提供宿主细胞的资料,包括细胞株(系)名称、来源、传代历史、检定结果及基本生物学特性等。

应详细说明载体引入宿主细胞的方法及载体在宿主细胞内的状态(是否整合到染色体内)及拷贝数。应提供宿主和载体结合后的遗传稳定性资料。

应提供插入基因和表达载体两侧端控制区的核苷酸序列。所有与表达有关的序列均应详细叙述。

应详细叙述在生产过程中,启动和控制克隆基因在宿主细胞中表达所采用的方法及表达水平。

原辅料应符合现行版药典的规定,药典未收载的必须制定符合药用要求的标准。生产用培养基不能含有可能引起人体不良反应的物质。

6.3.3.2 培养过程的质量控制

基因工程无论是用大肠杆菌或酵母发酵、还是用哺乳动物细胞进行生产,其最关键的质量控制在于保证基因的稳定性、一致性和不被污染。

(1)主细胞库

rDNA 制品的生产应采用种子批(seedpot)系统。从已建立的主细胞库(master cell bank)中,再进一步建立生产细胞库(WCB)。含表达载体的宿主细胞应经过克隆来建立主细胞库。在此过程中,在同一实验室工作区内,不得同时操作两种不同的细胞(菌种);一个工作人员亦不得同时操作两种不同的细胞或菌种。

应详细记述种子材料的来源、方式、保存及预计使用寿命。应提供在保存和复苏条件下宿主载体表达系统的稳定性证据。采用新的种子批时,应重新做全面检定。真核细胞用于生产时,细胞的鉴别标志,如特异性同工酶或免疫学或遗传学特征,对鉴别所建立的种子是有用的。所用传代细胞的致癌性应有详细报告,如采用微生物培养物为种子,则应叙述其特异表型特征。一般情况下，在原始种子阶段应确证克隆基因的 DNA 序列。但在某些情况下，例如传代细胞基因组中插入多拷贝基因，在此阶段不适合对克隆基因做 DNA 序列分析，而应采用总细胞 DNA 的杂交印染分析，或做 mRNA 的序列分析。对最终产品的特征鉴定应特别注意。种子批不应含有外源致癌因子，不应含有感染性外源因子，如细菌、支原体、真菌及病毒。有些细胞株含有某些内源病毒，例如逆转录病毒，且不易除去。当已确知在原始细胞库或载体部分中污染此类特定内源因子时，应证明在生产纯化过程中可使之灭活或清除。

(2)有限代次生产

用于培养和诱导基因产物的材料和方法应有详细资料。对培养及收获过程，应有敏感的检测措施控制微生物污染。应提供培养生长浓度和产量恒定性方面的数据，并应确立废弃一批培养物的指标。根据宿主细胞/载体系统的稳定性资料，确定在生产过程中允许的最高细胞倍增数或传代代次，并应提供最适培养条件的详细资料。在生产周期结束时，应监测宿主细胞/载体系统的特性，例如质粒拷贝数、宿主细胞中表达载体存留程度、含插入基因的载体的酶切图谱。一般情况下，用来自一个原始细胞库的全量培养物进行监测，必要时应做一次目标基因的核苷酸序列分析。

(3)连续培养生产

这个过程的基本要求与有限代次生产相同。应提供经长期培养后所表达基因的分子完整性资料，以及宿主细胞的表型和基因型特征。每批培养的产量变化应在规定范围内。对可以进行后处理及应废弃的培养物，应确定指标。从培养开始至收获，应有敏感的检查微生物污染的措施。根据宿主/载体稳定性及表达产物的恒定性资料，应规定连续培养的时间。如属长时间连续培养，应根据宿主/载体稳定性及产物特性的资料，在不同间隔时间做全面检定。

(4)纯化

对于收获、分离和纯化的方法应详细记述,应特别注意污染病毒、核酸以及有害抗原性物质的去除。如采用亲和层析技术使用了单克隆抗体,应有检测可能污染此类外源性物质的方法,不应含有可测出的异种免疫球蛋白。对整个纯化工艺应进行全面研究,包括能够去除宿主细胞蛋白、核酸、糖、病毒或其他杂质以及在纯化过程中加入的有害化学物质等。

6.3.3.3 最终产品的质量控制

根据药典制剂通则的要求,最终产品应有外观(如固体、液体、色泽、澄明度等方面的描述)、水分、pH 值、装量等方面的规定。此外,基因工程药物质量控制还包括以下几项要求:产品的鉴定、纯度、活性、安全性、稳定性和一致性。任何一种单一的分析方法都已无法满足对该类产品的检测要求。它需要综合利用生物化学、免疫学、微生物学、细胞生物学和分子生物学等多门学科的理论与技术所建立起来的鉴定方法,才能切实保证基因工程药品的安全有效。检测的必要性和要求取决于多种因素:产品的性质和用途、生产和纯化工艺及生产工艺的经验。例如,真核细胞表达的制品反复多次使用,要求纯度达 98%以上,原核细胞表达制品多次使用纯度达 95%以上即可;外用制品的纯度可降低要求。

(1)物理化学鉴定

①氨基酸组成和氨基酸末端序列。氨基酸成分分析对目标产物的纯度可以提供重要信息。在氨基酸成分分析中,含约 50 个氨基酸残基的蛋白质的定量分析,结果往往接近理论值,即表明与序列分析结果一致。而含约 100 个氨基酸残基的蛋白质的成分分析,结果往往与理论值会产生较大的偏差,相对分子质量越大,偏差越严重。主要原因是不同氨基酸的肽键在水解条件下,有些水解不完全,有些则被破坏,很难做出合适的校正。氨基酸成分分析结果一般应为 3 次分别水解样品测定后的平均值。完整的氨基酸成分分析结果,应包括甲硫氨酸、胱氨酸和色

氨酸的准确值。

氨基酸末端分析用于鉴别 N 端和 C 端氨基酸的性质和同质性。若发现目标产品的末端氨基酸发生改变时，应使用适当的分析手段判定变异体的相应变异数量。应将这些氨基酸末端序列与来自目标产品基因序列推导的氨基酸末端序列进行比较。一般要求至少测定 N 端 15 个氨基酸（中试最初三批产品应该测定），C 端应根据情况测定 1～3 个氨基酸。

②肽谱。肽谱是用酶法或化学法降解目标蛋白质，对生成的肽段进行分离分析而获得的谱图。它是检测蛋白质一级结构中细微变化的最有效方法，该技术灵敏高效，是对基因工程药物的分子结构和遗传稳定性进行评价和验证的首选方法。蛋白质降解形成肽段的检定现在可以采用高效液相色谱（HPLC）或毛细管电泳（CE）来测定。反相 HPLC 与质谱联用技术可根据肽的长短和疏水性质来分离降解的肽段。但亲水性或疏水性很强的肽用 HPLC 不易被分离，而 CE 可以弥补这个不足。肽图分析可作为基因工程产品与天然产品或参考品做精密比较的手段。

同种产品不同批次的肽图的一致性是工艺稳定性的验证指标，因此，肽图分析在基因工程药物的质量控制中尤其重要。肽图分析结果与氨基酸成分和序列分析结果合并，可对蛋白质进行精确鉴别。对含二硫键的制品，肽图可确证制品中二硫键的排列。

③重组蛋白质的浓度测定和相对分子质量测定。蛋白质浓度测定方法主要有凯氏定氮法、双缩脲法、染料结合比色法、福林—酚法和紫外光谱法等。

蛋白质相对分子质量测定最常用的方法有凝胶过滤法和 SDS-PAGE 法。凝胶过滤法常用于测定完整的蛋白质相对分子质量，而 SDS-PAGE 法测定的是蛋白质亚基的相对分子质量。其结果应与理论值基本一致，但也允许有 10%左右的误差范围。同时用这两种方法测定同一蛋白质的相对分子质量，可以方便地判断样品蛋白质是寡蛋白质还是聚蛋白质。

④巯基和二硫键。如果目标产品基因序列存在半胱氨酸残基时，应尽可能确定巯基和/或二硫键的数量和位置。使用方法包括肽谱分析（还原和非还原条件下）、质谱测定法或其他适当的方法。

二硫键和巯基与蛋白质的生物活性有密切关系，基因工程药物产品的硫-硫键是否正确配对是一个重要问题。测定巯基的方法有对氯汞苯甲酸法（p-chloromercuribenzoate，PCMB）和5，5′-二硫基双-2-硝基苯甲酸法（5，5′-dithiobis-2-nitrobenzoic acid，DTNB）等。

⑤碳水化合物结构。应测定糖蛋白中碳水化合物含量（中性糖、氨基糖、唾液酸）。此外应尽可能分析碳水化合物的结构、寡糖形态（长链状）和多肽的糖基化位点。

⑥等电点和吸光系数。通过等电聚焦电泳或其他适当的方法可以测定蛋白质的等电点。重组蛋白质药物的等电点往往是不均一的，这可能和蛋白质的构型改变有关，但是，重要的是在生产过程中，批与批之间的电泳结果应该一致，以说明生产工艺的稳定性。

多数情况下，可取目标产品于特定波长处检测已知蛋白含量的溶液的吸光系数。蛋白含量应用氨基酸组成分析技术或定氮法等方法测定。

⑦谱图分析。应用PAGE电泳、等电聚焦、SDS-PAGE电泳、免疫印迹、毛细管电泳法或其他适当方法，获得目标产品/药物的一致性、同一性和纯度的电泳图谱和数据。

应用分子筛层析、反相液相层析、离子交换液相层析、亲和层析或其他适当方法，获得目标产品或药物的一致性、同一性和纯度的液相层析图谱和数据。

适当时，应用紫外或可见吸收光谱法测定，使用圆二色谱、核磁共振（NMR）或其他适当方法检测制品的高级结构。

（2）纯度分析

纯度分析是基因工程药物质量控制的关键项目，它包括目标蛋白质含量测定和杂质限量分析两方面的内容。

蛋白质含量测定的方案应根据蛋白质本身所具有的理化性质和生物学特性来设计。可选用的方法有SD-PAGE、等电聚焦、各种HPLC和毛细管电泳等。应有两种以上不同机制的分析方法相互佐证，以便对目标蛋白质的含量进行综合评价。

基因工程产物的杂质分析包括蛋白质分析和非蛋白质分析两类。在蛋白类杂质中，最主要的是纯化过程中残余的宿主细胞蛋白。精制后宿主细胞的残余蛋白应小于1/1000。它的测定基本上采用灵敏度可达百万分之一的免疫分析法，其同时需辅以电泳等其他检测手段对其加以补充和验证。除了宿主细胞蛋白质以外，目标蛋白质也可能发生某些变化，形成在理化性质上与原来的蛋白质极其相似的蛋白杂质，例如由于污染的蛋白酶所造成的产物降解、冷冻过程中过分处理所引发的蛋白聚合等。这些由于降解、聚合或者错误折叠而造成的目标蛋白变构体在体内往往会导致抗体的产生，因此，这类杂质在质量控制中也要得到严格限定。

具有生物学作用的非蛋白类杂质主要有细菌、病毒、热原和DNA这几种类型。由于它们往往在极低的水平时就可以产生严重的危害作用，因此，必须加以特别控制。由于病毒和细菌等微生物比蛋白质产物要大得多，因此可以方便地采用各种级别的过滤方法加以去除。无菌性是对基因工程药物最基本的要求之一。各种热原和内毒素虽然在大小和化学组成上差异较大，但绝大多数都是带大量电荷的分子，所以在基因工程产品的纯化过程中都至少有一个离子交换层析的步骤，以去除热原和核酸等带高电荷的杂质。成品中也必须检查是否含有病毒，病毒最大的来源是宿主细胞的带入，因此对细胞库需要经常进行病毒检查，经过层析方法一般可以去除病毒，必要时也可以用，UV照射或者过滤，使病毒失活或者去除。

注射药必须无热原，热原主要是革兰阴性细菌细胞壁的组分——脂多糖，在细菌生长和细胞溶解时会释放出来，其性质相当稳定，即使高压灭菌也不能灭活。内毒素到处存在，从蛋白质溶液中去除内毒素是比较困难的，最好的方法是防止产生热原，整个生产过程在无菌条件下进行，所以层析用介质在使用前需要去除热原，操作在2℃～8℃进行，洗脱液先经无菌处理，流出的蛋白质溶液也要经过无菌处理。可用离子交换层析、疏水层析或者亲和层析去除脂多糖。

由于基因工程药物的生产过程中所使用的各种表达系统中都含有大量的DNA，尤其是哺乳动物的DNA带有癌基因(one-ogene)，当它进入人体时，理论上存在发生重组进而导致肿瘤的可能性。因此世界各国的药品管理机构都对基因工程药物中所允许的DNA残余量严加限定。WTO和FDA将每一剂量中来自宿主细胞的残余DNA含量限定在小于100μg。从理论上计算，即使宿主细胞DNA有致癌性，DNA含量在100μg以下也是安全的。

DNA残余量的检测目前多采用核酸杂交，或是利用高亲和力的DNA结合蛋白进行测定。但是两者的效果不同，前者是针对有特异性序列的DNA，而后者对所有序列的DNA都可以检出，可在建立产品纯化工艺过程中使用。而在最终产品的质控中，仍然较多地采用核酸杂交的方法，同时PCR的方法也被应用在质控中，用于特殊DNA序列的扩增，以检测是否存在某种特定的DNA杂质，如HBV、HIV。

近年来，越来越多的研究结果表明，基因工程药物终产品中残余的微量DNA引发肿瘤的可能性是极其微弱的，而目前低于100μg/剂量的范围内，现有的检测手段的可靠性还有待于进一步提高，存在相当显著的误差。由此可见，在低于100μg/剂量的水平上对DNA残余量进行检测并不是十分有意义。当前，究竟将基因工程药物中DNA残余量限定在何种水平上更为合适，还需要有更充分的研究资料才可以确定，这也正是目前世界各国药品研究部门和管理机构积极探讨的热点之一。

(3)生物学测定

①鉴别试验。重组蛋白是一种抗原，均有相应的抗体或单克隆抗体，可用放射免疫分析法、酶标法测定或免疫印迹法(western Blot)确定蛋白质的抗原性。在可能的情况下，可将rDNA制品与天然产品通过生物学比较试验，确定其与天然产品是一致的。

②效价测定。生物学效价的测定往往需要进行动物体内实验或通过细胞培养进行体外效价测定。体内生物活性的测定要根据目标产物的生物学特性建立适合的生物学模型。体外生物活性测定的方法有细胞培养计数法、氚标记胸腺嘧啶脱氧核苷(3H-TaR)掺入法和酶法细胞计数等。这些方法的变异性较大，有时甚至高达50%，因此实验中需要采用国际或国家参考品，或经过国家检定机构认可的参考品，以体内或体外法测定制品的生物学活性，并标明其活性单位，这样才能保证检测结果的可靠性和可比性。

③比活性测定。在测定生物学活性的基础上，对有些制品还应用适当方法测定其特异比活性，以活性单位/重量表示。比活性是每毫克蛋白质的生物学活性，是重组蛋白药物的一项重要指标，它不仅是含量指标，也是纯度指标，比活性不符合规定的原料不允许生产制剂。由于蛋白质的空间结构不能常规测定，而蛋白质空间结构的改变特别是二硫键的错配对可影响蛋白质的生物学活性，从而影响蛋白质药物的药效。比活性可以间接地部分反应这一情况。

④热原试验。应采用家兔法或鲎试验法做热原检测，控制标准可参照天然制品的要求。

⑤无菌试验。参照现行版《中国药典》有关规定进行，应证实最终制品无细菌污染。

⑥抗原性物质检查。必要时，如制品属大剂量反复使用者，应测定最终制品中可能存在的抗原性物质，如宿主细胞、亚细胞组分及培养基成分等。患者反复接受大剂量的这类制品时，应

密切监测由这些抗原可能产生的抗体或变态反应。

(4)稳定性考察

药品的稳定性是评价药品有效性和安全性的主要指标之一,也是确定药品贮藏条件和使用期限的主要依据。对于基因工程药物而言,作为活性成分的蛋白质或多肽的分子构型和生物活性的保持,都依赖于各种共价和非共价的作用力,因此它们对温度、氧化、光照、离子浓度和机械剪切等环境因素都特别敏感。这就要求对其稳定性进行严格的控制。没有哪一种单一的稳定性试验或参数能够完全反映基因工程药物的稳定性特征,必须对产品在一致性、纯度、分子特征和生物效价等多方面的变化情况加以综合评价。采用恰当的物理化学、生物化学和免疫化学技术对其活性成分的性质进行全面鉴定,要准确检测在贮藏过程中由于脱氨、氧化、磺醚化、聚合或降解等造成的分子变化,可选用电泳和高分辨率的 HPLC 以及肽图分析等方法。由于基因工程活性蛋白质结构十分复杂,可能同时存在多种降解途径,因此通过加速降解试验来预测基因工程药物的有效期并不十分可靠,必须在实际条件下长期观测其稳定性,才能确定有效期限。

(5)产品一致性的保证

以重组 DNA 技术为主的生物制药是一个十分复杂的过程,生产周期可达一个月甚至更长,影响因素较多。只有对从原料、生产到产品的每一步骤都进行严格的控制和质量检定,才能确保各批最终产品都是安全有效、含量和杂质限度一致并符合标准。

6.3.3.4 临床前安全性评价

临床前安全性试验的目的主要是确定新制品是否会在人体引起未能预料的不良反应,其主要内容包括:安全药理学研究、暴露水平评价、单次给药毒性研究和重复给药毒性评价、免疫毒性研究、生殖和发育毒性研究、遗传毒性研究、致癌性研究和局部耐受性研究等。但是,用于一般化学药物的传统安全性或毒性试验对 rDNA 产品不一定适用，用传统毒性试验来评价 rDNA 产品往往有困难，并受多种因素的影响。例如，某些蛋白质，如干扰素，具有高度种属特异性，这种人的蛋白质对人的药理学活性远高于对动物的活性，而且人的蛋白质氨基酸序列，常常与来自其他种系的蛋白质不同，例如糖基就不一样。因而由基因工程技术所制备的蛋白质或肽类往往会在人体以外的其他宿主中产生免疫应答，其生物学效应发生改变，并可能因形成免疫复合物而导致毒性反应，而这样产生的毒性反应与人体安全性显然无关。

综上所述，对 rDNA 产品的临床前安全性试验要求难以一概而论，应根据制品性质，与国家检定机构及药品审评中心商定所需进行的试验项目和方法以及判定标准，采取较为灵活的处置方法。

第7章　体内药物分析

为了达到药物临床使用的安全、合理和有效，人们越来越要求了解和提供药物在体内的更多信息。因此，需要对药物及其制剂的体内吸收、分布、代谢和排泄过程、作用机制及药物效应等进行研究，进而促使药物动力学、生物药剂学、临床药理学等一些新兴边缘学科的发展与建立。这些新兴学科的研究内容都涉及体内药物浓度与机体药理效应的相互关联、药物本身及其代谢物的体内命运与历程。由此也促使体内药物分析迅速成为一门独立的新兴学科。

7.1　概述

7.1.1　体内药物分析的性质与特点

7.1.1.1　体内药物分析的性质与意义

体内药物分析（biopharmaceutical analysis）是一门通过分析的手段研究生物机体中药物及其代谢物和内源性物质的质与量变化规律的学科，是药物分析学科的重要分支。其主要通过分析，从而了解药物在生物体内数量与质量的变化，获得各种药物代谢动力学参数和药物在体内的吸收、分布、代谢和排泄等信息。从而有助于药物生产、实验研究和临床等各个方面对所研究的药物作出估计与评价，并对药物的改进和发展提供依据。

体内药物分析的意义在于保障临床用药更加安全、合理、有效；为监测、评价药物质量和开发新药提供依据。其有利于以下几点：

①利于对治疗药物监测、研究和了解药物进入生物体内的

信息和表现，获得对药物及其制剂在体内吸收、分布、代谢和排泄过程的参数和药物效应等，科学地评价药物在体内过程中的内在质量。

②利于掌握药物在体液和组织中的有效浓度，定量地说明体内药物浓度与生物效应、临床疗效的关系，可以选择最佳的给药剂量与给药方案，做到合理用药。

③利于评价药物质量、新药临床评价和临床药学研究。

7.1.1.2　体内药物分析的特点

①样品组成复杂，干扰物质多。供分析的样品来源于生物体，且体液和组织中的内源性物质可能与药物结合，也可能干扰测定。因此测定前样品必须净化，通常需进行不同程度的分离纯化，再进行测定。

②可供分析的样品量较少，被测物的活性成分浓度低。一般而言，能供分析的样品量较少，其中所含药物或其衍生物的量更少，实际进行的是微量分析，最低检出最可达 $10^{-1} \sim 10^{-3} \mu g$，甚至更低。另外，样品不易重新获得，净化后的样品，还应进行必要浓缩。因此，要求选择灵敏度高和选择性强的分析方法测定。

③工作量大，方法要简便、快速和准确。尤其是毒物分析，则要求尽快提供检测的准确结果。

④实验室应拥有多种检测手段，可进行多项分析工作。

7.1.2　体内药物分析的任务

体内药物分析任务：

①开展各种生物样品的常规测定，包括药物体内过程及其代谢物、内源性物质的研究与测定，临床药物浓度的监测和滥用药物的监测等。

②体内药物分析本身的“方法学”研究，为临床药学和临床实际工作提供最佳分析方法和可靠的分析数据；为临床用药提供指导。

③为药品管理和新药设计（新药开发中的新药体内分析研

究）提供数据和信息。

7.2 生物样品的种类、采集与贮存

7.2.1 样品的种类

体内药物分析采用的生物样品种类包括体内的各种体液和组织。其中最常用的是血液（血浆、血清、全血）、尿液和唾液。在一些特定情况下也有采用乳汁、泪液、脊椎液、汗液、胆汁、羊水、精液、粪便以及各种组织或其他接近有关药物作用点的检体。

7.2.2 样品的采集

原则上任何体液和组织均可用于分析，但一般情况下，样品的选取可依据以下原则：

①根据不同的分析目的和要求进行选取。

②所取样品应能正确反应药物浓度与效应之间的关系。

③样品应易于获取，便于处理、分析。

7.2.2.1 血样

血样包括血浆、血清和全血，是体内药物分析中最常用的样品。血药浓度测定通常是指测定血浆或血清中的药物浓度，一般认为，当药物在体内达到稳定状态时，血浆中的药物浓度反映了药物在体内的状况，可以作为作用部位药物浓度的可靠指标。

（1）血样采集方法

供分析的血样应能代表整个血药浓度，应待药物在血液中分布均匀后取样。血样采集的方法通常采用静脉取血，有时根据血药浓度和分析方法的灵敏度，也可从毛细血管取血。

（2）血样采集的量

血样的取样量受到一定限制，尤其是间隔时间较短的多次取样。一般取血量为 1～3ml，随着高灵敏度的分析方法的建

立，取样量可减少到1ml以下，或改用刺破手指取血，此时取样量往往仅需0.1ml，从而减少患者的负担。

(3)血样制备

由采取的血液制取血浆和血清。

①血浆：将采取的血液置于含有抗凝剂(肝素、枸橼酸或草酸盐等)的试管中，混合，以2500～3000r/min离心5min，分取上清液即得，其量约为全血的一半。

②血清：将采取的血液在室温下放置30min～1h，待血块凝结析出后，以2000～3000r/min离心5～10min，分取上清液即得。

血清与血浆基本成分相同，血清是除去纤维蛋白原的血浆。

③全血：也应加入抗凝剂并混匀，以防凝血后妨碍测定。对一些可与红细胞结合的药物，或药物在血浆中和在细胞中的分配比因人而异的情况下，则宜采用全血。

测定全血一般不能提供更多的数据，而全血的净化较血浆或血清更为麻烦，尤其是溶血后，红细胞中的血红蛋白会妨碍测定。

(4)血样的取样时间间隔

血样的取样时间间隔随测定目的不同而异。如进行动力学参数测定时，需给出药物在体内的药浓-时间曲线，应根据动力学曲线模型与给药方式确定取样间隔和次数，主要在曲线首尾与峰值附近取样。再如，在测定血药浓度，进行治疗药物监测(TDM)时，则应在血中药物浓度达到稳定(一般为连续给药，经过5个半衰期)后才有意义。由于每种药物的半衰期不同，所以取样时间也不同。

7.2.2.2 尿液

测定尿药浓度主要用于药物的剂量回收、肾清除率和生物利用度的研究以及药物代谢类型的测定。体内兴奋剂检测的样品主要是尿液。

尿液是一种良好的细菌培养基，所以取样后应及时测定。

在尿液测定时宜测定用药后一定时间内(8、12 和 24h 或更长时间)尿液中药物的总量,应将尿样置冰箱冷藏或加入适当的防腐剂(常用的有三氯甲烷、甲苯等)保存。尿液中的药物大多呈结合状态,如与体内某些内源性物质葡萄糖、醛、酸等结合,或与药物本身的某些代谢物结合。所以,无论直接测定或萃取分离之前,都必须将结合的药物游离。游离的方法多采用加入无机酸进行水解,对遇酸或受热不稳定的药物,也可加入特定的酶进行水解。加酸或碱同时也可改变尿液的酸碱性,抑制微生物生长。

尿中药物浓度的改变与血浆中药物浓度相关性较差,且受试者肾功能正常与否直接影响药物排泄。此外,尿样采集时也存在排尿时间(尤其是婴儿)较难掌握、尿液不易采集完全和不易保存等问题。

7.2.2.3 唾液

唾液的 pH 在 6.9±0.5,个体差异较大,此外尚受到一些其他因素,如有无刺激、刺激类型、强度与持续时间、年龄、性别、疾病、药物等的影响。唾液中含有体液中的电解质(Na^+、K^+、Cl^-、HCO_3^- 等),主要的有机成分是黏液质和淀粉酶。近年来,唾液用作药物监测及药物动力学研究的情况逐渐增多。唾液作为样品的优点是样品容易获得,取样是无损性的,易为受试者(尤其是儿童患者)接受;唾液中某些药物的浓度与血浆相关,可从唾液中药物浓度推定血浆中药物浓度。

7.2.3 样品的贮存与稳定性

7.2.3.1 贮存

体内药物分析所采用的生物样品是处于变化之中的,所采用的样品只代表当时所处平衡状态时的情况。因此,取样后应立即进行分析测定。若不能立即测定,应予冷藏(4℃)或冷冻(—20℃)保存,即使这样也不能保证样品不起变化,只是延缓变化的速度。

①血浆或血清应尽快把血浆或血清从全血中分离出来，分离后再进行冷冻保存；若不预先分离，则因冷冻有时易引起细胞溶解，阻碍血浆或血清的分离。

②尿液。常采取冷藏方法或加防腐剂以及改变尿液酸碱性来抑制微生物生长。

③组织性样品。常在－20℃速冻，无需加防腐剂。

某些药物在生物样品中是不稳定的，所以生物样品的贮存应考虑样品的贮存条件；样品在期间是否稳定，对分析结果有何影响；样品若不稳定，应如何预防或校正分析结果。

7.2.3.2 稳定性

生物样品中药物的稳定性往往涉及两种情况：一种是待测样品贮存中的稳定性；另一种是添加对照品的标准品的使用期限。

常用的检测稳定性的方法有两种：

①重复测定（将样品在4℃下贮存，每隔2周测定1次）样品法。

②在预期的范围内配制标准系列样品，然后贮存，与所贮存样品一起分析，以观察其变化。

7.3 生物样品的制备

在进行体内药物及其代谢物测定时，除了极少数情况是将体液经简单处理后直接测定外，通常是在最后一步测定之前，采取适当的方法进行样品制备，即进行分离、净化、浓集，必要时还需对待测组分进行结构的改变，然后进行测定。

样品制备是体内药物分析极其重要的一个环节，往往也是分析中最难、最烦琐的步骤。这是由生物样品的特点所决定的：

①药物在生物样品中常以多种形式存在。如游离型药物、药物与蛋白质结合物、代谢物、其葡萄糖醛酸苷及硫酸酯缀合物等，需要分离后测定。

②生物样品的介质组成比较复杂，有大量的内源性物质，如蛋白质、多肽、脂肪酸、类脂及色素等。这对检测痕量的药物或代谢物干扰很大，需要净化、浓集后测定。

生物样品中待测物类型众多，性质各异，很难就其样品处理规定一个固定的程序和方式，而必须结合实际要求和情况灵活运用各种方法与手段来解决遇到的问题。

7.3.1 样品制备方法选择的一般原则

在样品制备时，方法的选择应考虑以下几个方面：

7.3.1.1 生物样品的类型

①血浆或血清常需除蛋白后提取分离待测成分。

②唾液可采用离心沉淀除去黏蛋白。

③尿液。常需采用酸或碱水解使药物从缀合物中游离后提取，若药物以原形排泄，则可简单用水稀释后测定。

7.3.1.2 药物的理化性质和浓度范围

(1)药物的理化性质

样品的分离、净化依赖于待测药物及代谢物的理化性质。

①药物的酸碱性、溶解度等：涉及药物的提取分离手段。

②药物的化学稳定性：涉及样品制备时条件的选择。

③药物的光谱特性及官能团性质：涉及分析仪器的选择。

(2)浓度范围

不同药物在生物样品中的浓度相差很大，对药物浓度大的样品，处理要求可稍低；药物浓度越小，则样品制备要求就越高。

7.3.1.3 药物测定的目的

药物测定的目的不同，样品制备的要求也不同。如对急性中毒病例，要求快速提供中毒物及其浓度情况，这对样品制备的要求可放宽些；对测定药物及其代谢物，要求使药物及其代谢物从结合物或缀合物中释放出来，并加以分离后测定，这对样品制备的要求就应全面考虑。

7.3.1.4　样品制备与分析技术的关系

样品制备和需分离、净化的程度与所用分析方法的专属性、分离能力、检测系统对不纯样品污染的耐受程度及测定效率等密切相关。

7.3.2　样品的制备方法

7.3.2.1　除去蛋白质法

在测定血浆、血清、全血和组织匀浆等样品中药物浓度时，首先的处理步骤是去除蛋白质。大多数药物进入体内很快与蛋白形成结合物，为了测定体液中药物的总浓度，也常需要去除蛋白质。同时除去蛋白质可预防提取过程中蛋白质的干扰，保护仪器性能和延长仪器使用期限。

(1)加入沉淀剂和变性试剂

通常除去蛋白质的方法是加入沉淀剂或变性试剂。其作用机制是使蛋白质形成不溶性盐而沉淀。

①加入中性盐：样品中加入蛋白质沉淀剂中性盐，如硫酸铵、硫酸钠、硫酸镁、枸橼酸盐、磷酸盐等，能成功地与蛋白质分子竞争系统中的水分子，使蛋白质脱水而析出沉淀（盐析）。若血样中加入2倍量的饱和硫酸铵后，离心（1000r/min）1～2min，即可去除90%以上的蛋白质。

②加入酸：阴离子型蛋白质沉淀剂常为一些酸，如三氯醋酸、高氯酸、磷酸、苦味酸、钨酸等，均可在低于等电点pH的溶液中与蛋白质阴离子形成不溶性盐。若含药物的血清与10%的三氯醋酸（1∶0.6）混合后，离心（1000r/min）1～2min，可去除90%以上的蛋白质。

③加入金属离子：含铜盐、锌盐、汞盐等阳离子型沉淀剂可在高于等电点pH的溶液中与蛋白质分子中带阴离子的羧基形成不溶性盐，离心后即可除去蛋白质。

应注意蛋白沉淀方法对于与蛋白质结合力强的药物回收率

较差。

(2)加入可与水混溶的有机溶剂

几种常用的水溶性有机溶剂，如甲醇、乙醇、丙酮、乙腈、四氢呋喃等，当过量存在时，可使多数药物从蛋白质结合物中游离出来。当血样与1～3倍体积的有机溶剂混合(若仅用小比例溶剂，则仅有少量蛋白沉淀)，离心(1000r/min)1～2min后，取上清液供分析，可使90%以上的蛋白质沉淀析出。

(3)酶消化法

在测定某些与蛋白质结合强，且对酸不稳定的药物，尤其是测定组织中的药物时，常采用酶消化法，此法不仅可使组织分解，还可使药物释放出来。最常用的酶是蛋白水解酶中的枯草菌溶素，枯草菌溶素是一种细菌性碱性蛋白分解酶，可在较宽的pH范围(pH7.0～11.0)内使蛋白质的肽链降解。

①测定方法：先将待测组织加Tris-缓冲液(pH10.5)和酶，60℃培养1h，随后用玻璃棉过滤，得到澄清滤液，即可供药物提取之用。

②酶消化法的优点：

第一，酶解消化条件温和、平稳，可避免某些药物在酸性条件时和较高温度时水解引起的降解；

第二，对蛋白质结合率强的药物，可提高回收率；

第三，可用有机溶剂直接提取消化液，而无乳化现象；

第四，当采用高效液相色谱法进行检测时，无需再进行过多的净化操作。

但酶消化法不适用于一些碱性条件下易水解的药物。

7.3.2.2 缀合物水解法

药物经人体代谢后，多与内源性物质结合形成缀合物经尿液排出。如某些含羟基、羧基、氨基和巯基的药物，常与内源性物质葡萄糖醛酸形成葡萄糖醛酸苷缀合物，而一些含酚羟基、芳胺及醇类药物则常与内源性物质硫酸形成硫酸酯缀合物。形成的缀合物极性往往大于其原形药物，不易被有机溶剂提取，所以在提取之前需要将缀合物中的药物释放，常用酸水解、酶水解及溶剂水解的方法。

(1)酸水解

通常加入适量的盐酸溶液。酸的用量、反应时间及温度等条件会随药物的结构不同而异。酸水解法简便、快速，但是水解过程中反应较剧烈，易导致药物分解，且专一性较差。

(2)酶水解

常用葡萄糖醛酸苷酶或硫酸酯酶或葡萄糖醛酸苷硫酸酯酶的混合酶。酶水解法的缺点是由酶制剂带入的黏液蛋白可能导致乳化及色谱柱顶部阻塞，而且酶水解的时间较长。但是该法反应温和，很少使被测药物或共存物发生降解，且专属性较酸水解法强，所以被优先选用，尤其对于遇酸及受热不稳定的药物更为适合。

7.3.2.3　萃取分离法

(1)液—液萃取法

液—液萃取法在体内药物分析中应用相当广泛。由于多数药物是亲脂性的，而血样或尿样中含有的大多数内源性杂质是强极性的水溶性物质，因此，液—液萃取 1 次即可除去大部分杂质，从大量的样品中提取药物经浓集后作为分析用样品。液—液萃取的效果受诸多因素的影响，主要讨论以下几个方面。

①溶剂的 pH 调节。一般规则是碱性药物在碱性条件下提取；酸性药物在酸性条件下提取；而对中性药物则可在近中性条件下提取。溶剂提取时，水相的最佳 pH 选择主要与药物的 pK_a 有关，从理论上讲，对于碱性药物的最佳 pH 要高于 pK_a 值 1～2 个 pH 单位；对于酸性药物则要低于 pK_a 值 1～2 个单位。这样可使得 90％以上的药物以非电离形式存在，易为溶剂提取。在溶剂提取中，为了保持溶液 pH 的稳定，多采用缓冲溶液，这样也可维持提取效率的重现性。

②提取溶剂的选择。一般选择原则是在满足提取需要的前提下，尽可能选用极性小的溶剂。这样既可得到合适的提取回

收率,又可使干扰物的提取量减至最小。对于高度电离的极性化合物,很难用有机溶剂从水相中定量提取,可采用“离子对”技术提取。

③提取技术。提取次数与内标的加入:在体内药物分析中,由于生物样品量少,而且药物含量低,提取时通常不采用反复提取的方法,大多进行1次(至多2次)提取。在提取之前,于各样品和标准品中加入等量的内标,以待测组分的响应值与内标响应值的比值作为定量信息,可避免由于各样品间的提取率不同而引入的误差。

混合:可采用具塞试管在密塞情况下,将试管平置于振荡器内振荡,振荡时间和强度由被测组分与萃取溶剂的情况而定。对易乳化的样品则振荡宜轻缓,但时间可适当延长。也可将试管竖直放在涡动混合器上旋摇混合。

提取溶剂的蒸发:提取所得溶剂通常有数毫升,往往不能直接供气相色谱法和高效液相色谱法测定。需将提取液浓集,浓集最常用的方法为真空蒸发或在氮气流下使溶剂挥散。蒸发溶剂所用试管底部应拉成尖锥形状,这样可使最后的数微升溶剂沿管壁流下,集中在管尖。

(2)液—固萃取法

①液—固萃取法的概念。液—固萃取法(也称固相萃取法)是将具有吸附分配或离子交换性质的、表面积大的载体作为填充剂,装于小分离管中,使生物样品的干扰物或药物保留在载体上而进行分离的方法。也可认为液—固萃取法是微型柱色谱法,此法是近年来在生物样品的制备中经常采用的分离纯化的有效方法。

②常用载体。亲水性载体:常用的亲水性载体有硅藻土,它可捕集全部样品,样品吸附在载体颗粒表面形成一薄层,用一种与水不相混溶的有机溶剂倾入柱中,即可分离药物。

疏水性或离子交换树脂载体:常用的有活性炭、聚苯乙烯、十八烷基键合硅胶等,可从样品中吸附亲脂性药物,然后用有机溶剂将药物洗脱分离。离子交换柱适用于高极性、可电离的药物，如庆大霉素的分离。

7.3.2.4　化学衍生化法

在色谱过程中，用特殊的化学试剂借助化学反应给样品化合物接上某个特殊基团，使其转变为相应衍生物之后进行检测的方法。药物分子中含有活泼 H 者均可被化学衍生化，如含有—COOH、—OH、$—NH_2$、—NH—、—SH 等官能团的药物都可被衍生化。分离前将药物进行化学衍生化的主要作用是使药物变成具有能被分离的性质，提高检测灵敏度，增强药物的稳定性，以及提高对光学异构体分离的能力等。

化学衍生化在 GC 和 HPLC 法中具有广泛的应用。

(1)化学衍生化法在 GC 中应用

GC 中衍生化的目的是使结构中有极性基团(如$—NH_2$、—COOH、—OH)的药物变成非极性的、易于挥发的药物，使具有能被分离的性质，从而使 GC 的温度不必很高即可适合 GC 的分析要求。主要的衍生化反应有烷基化(alkylations)、酰化(acylations)、硅烷化(silylations)等。其中以硅烷化应用最广泛。

常用的烷基化试剂有碘甲烷(CHI)、叠氮甲烷(CHN_2)、氢氧化三甲基苯胺(TMAH)等；常用的酰化试剂有乙酸酐、丙酸酐等；硅烷化试剂有三甲基氯硅烷(TMCS)、双-三甲基硅烷乙酰胺(BSA)、双-三甲基硅烷三氟乙酰胺(BSTFA)、甲基硅烷咪唑(IMTS)等。

(2)化学衍生化法在 HPLC 中应用

HPLC 中衍生化的目的是为了提高药物的检测灵敏度，改善样品混合物的分离度，适合于进一步作结构鉴定，如质谱、红外、核磁共振。一些在紫外、可见光区没有吸收或者摩尔吸收系数小的药物，可以使其与衍生成对可见-紫外检测器、荧光检测器及电化学检测器等具有高灵敏度的衍生物，HPLC 常用的衍生化试剂有邻苯二醛、丹酰氯、荧胺等。

7.4 体内药物常用分析方法

应用于体内药物分析的方法较多，常用的体内药物分析方法及其灵敏度和专一性见表 7-1，本节主要介绍免疫法和色谱法。

表 7-1 常用的体内药物分析方法及其灵敏度、专一性

方法		检出限量 10^{-9}g(ng)	专一性(分离度)
分光光度法	紫外-可见分光光度法	100	—
	荧光分光光度法	1	+—
	原子吸收分光光度法	1	+
薄层扫描法	紫外扫描	10	++
	荧光扫描	1	++
气相色谱法	氢焰检测器	1～10	++
	氮磷检测器	0.1～0.01	+++
	电子捕获检测器	0.01	+++
	质量碎片选择离子检测器	0.001	++++
高效液相色谱法	紫外检测器	1	++
	荧光检测器	0.1	+++
	电化学检测器	0.01～0.001	+++
免疫法	放射免疫法	0.001	++
	酶免疫法	0.01	++
	荧光免疫法	0.1～0.01	++
	游离基免疫法	0.001	++

7.4.1 免疫分析法

免疫分析法是基于免疫反应的一种分析方法，即抗原与抗体结合，形成抗原-抗体结合物。由于这种结合是疏松、可逆的，利用样品中待测药物与标记药物之间的竞争，使标记药物从标

记的抗原-抗体结合物上被取代，而其取代量与加入的待测药物的量成一定的比例关系，通过测定被取代的标记药物来定量分析待测药物。常用的免疫分析法有放射免疫法(RIA)、酶免疫法(EIA)、荧光免疫法(FIA)和游离基免疫法(FRAT)等。各种免疫法的区别在于使用的标记物不同以及检测标记物的手段不同。

7.4.1.1 放射免疫法(RIA)

早期的放射免疫技术是基于竞争性结合反应原理的放射免疫分析(RIA)，稍后又发展了非竞争性结合的免疫放射分析(IRMA)。该类技术具有灵敏度高、特异性强、重复性好、样品及试剂用量少、操作简便且易于标准化等优点，广泛应用于生物医学研究和临床诊断领域中各种微量蛋白质、激素、小分子药物和肿瘤标志物的定量分析，对相关学科的发展起到了极大地推动作用。

7.4.1.2 酶免疫法(EIA)

酶免疫法(EIA)是将抗原、抗体的免疫反应和酶的高效催化反应有机结合而发展起来的一种综合技术。由于标记物的多样性，使其应用范围更广且无放射性核素污染。在均相酶免疫测定中，因不需分离使操作更方便、快速，广泛用于抗生素、抗癫痫药、平喘药、心血管系统药等多种药物的测定和药物滥用的监测。

7.4.1.3 荧光免疫法(FIA)

荧光物质比酶稳定且无放射性核素污染。在治疗药物监测中，FIA 应用最为广泛。其中应用较多的是荧光偏振免疫分析法(FPIA)，除用于治疗药物和药物滥用监测外，还用于生化检验、内分泌检验和毒性监测等。

7.4.1.4 游离基免疫法(FPIA)

可用于鸦片类、美沙酮、巴比妥类、苯妥英、苯丙胺等药物的测定。测定可在均相中进行，速度非常快(平均每个样品不超过1min)，但反应液中杂质的干扰显著，使灵敏性和专一性受到一定影响。

7.4.2 色谱分析法

①气相色谱法本法的特点是具有较强的分离分析能力。在最佳测定条件下可分离检测化学结构类似的药物及其代谢产物和血样中的内源性杂质。该法适用于具有挥发性或经衍生化后具有挥发性的药物及其代谢物的测定。

②高效液相色谱法具有快速、灵敏度高、分离效能好、流动相选择范围广、高沸点、难挥发及热不稳定的化合物均可分离等优点。因此，广泛用于体内药物浓度的测定。

7.5 体内样品测定

7.5.1 体内样品测定的常用方法

由于生物样品取样量少、药物浓度低、内源性物质的干扰（如无机盐、脂质、蛋白质、代谢物）及个体差异等多种因素影响生物样品测定，所以必须根据待测药物的结构，生物介质和预期的浓度范围，建立适宜的生物样品分析方法，并对方法进行验证。

分析方法的专属性和灵敏度是生物样品中药物及其代谢产物定量测定成功的关键，应首选色谱法，如 HPLC、GC 以及 GC-MS、LC-MS、LC-MS/MS 等联用技术，必要时也可采用生物学方法或生物化学方法。其他检测方法，如免疫分析法、光谱法、抑菌试验也用于体内样品测定。这里主要论述免疫分析法和色谱法。

7.5.1.1 免疫分析法

免疫分析法（Immunoassay，IA）是指以特异性抗原-抗体反应为基础的分析方法。可分为放射免疫分析法、酶免疫分析法、化学发光免疫分析法和荧光免疫分析法等。免疫分析法是用于测定蛋白质和酶等大分子以及小分子药物在体内的基本分析技术。其缺点是代谢物对测定有干扰，并且需要特殊和专用的仪器。

(1)基本原理

各种免疫分析方法的检测原理基本相同,其实质都是抗原-抗体竞争结合反应,即竞争抑制原理。一般的免疫分析由三部分组成,即未标记药物(抗原 Ag)、标记药物(标记抗原 Ag*)及抗体。在一个平衡的免疫反应体系内,抗原和抗体的反应符合质量作用定律。当一定限量的特异抗体(Ab)存在时,未标记抗原(Ag)与标记抗原(Ag*)竞争性地与有限量的特异性抗体结合,形成标记抗原-抗体复合物(Ag*—Ab)和未标记抗原-抗体复合物(Ag—Ab)。其反应过程可简单表示为:当反应达平衡时,抗原-抗体反应须满足以下条件:

①Ag* 与 Ag (待测物)必须是相同的生物活性物质。

②所加 Ag* 和 Ab 的量应是固定的。

③Ag* 与 Ag 的量之和应大于 Ab 的结合位点。

④Ag*、Ag 及 Ab 须处在同一反应体系中。

在上述条件下,Ag* 和 Ag 对有限量的 Ab 进行竞争性结合,结合率的大小取决于未标记抗原(被测物)Ag 的量,被测物的量越大,标记抗原与抗体的结合率就越小。这种竞争性抑制的数量关系就成为免疫分析的定量基础。

(2)抗体-抗原反应的特点

①特异性:抗原与抗体的结合具有高度特异性,即一种抗原分子只能与由它刺激产生的抗体发生特异性结合反应。

②可逆性:抗原与抗体的特异性结合仅发生在分子表面,并依靠分子间的静电力作用、疏水作用、氢键及范德华引力等而存在。这种结合具有相对稳定性,若改变反应条件,其仍为可逆反应。

③最适比例性:抗原抗体的结合反应具有一定的量比关系,只有当抗原抗体两者的分子比例合适时,才能发生最强的结合反应。

(3)基本条件

免疫分析必需三种基本试剂:标记抗原、非标记抗原和特异抗体。免疫方法不同时,标记抗原的制备也有显著差异。

(4)方法分类

①按标记物的种类分类。分为放射法免疫分析法、酶免疫分析法、化学发光免疫分析法、荧光免疫分析法。

放射免疫分析法(radiommunoassay,RIA):将放射性同位素示踪技术的高灵敏性与免疫反应的高特异性相结合的免疫分析方法。放射免疫分析用放射性免疫测定仪进行测定。常用的放射性同位素有$^{3}H^{14}C^{125}I^{131}I$。

酶免疫分析法(enzyme immunoassay,EIA):是以酶作为标记物的免疫测定法。与放射免疫分析法的不同之处是用具有高效专一催化特性的标记酶代替放射性同位素标记物。用酶和底物的化学反应作为放大系统,提高灵敏度。

化学发光免疫分析法(chemiluminesce immunoassay,CLIA):是将化学发光反应(氧化反应)的高灵敏性和免疫反应的高度专一性结合起来,用于测定超微量物质的一种检测技术。化学发光反应的原理是利用某些特定的化学反应所产生的能量使其产物或反应中间态分子激发,形成电子激发态分子,当这种激发态分子回到稳定的基态时所释放出的化学能量能以可见光的形式发射。能产生化学发光反应的物质称为化学发光剂或化学发光底物。将发光物质或酶标记在抗原或抗体上,免疫反应结束后,加入氧化剂或酶底物而发光,通过测量发光强度,根据标准曲线得到待测物的浓度。

荧光免疫分析法(fluorescence immunoassay,FIA):是以荧光物质作为标记物与待测药物结合,所形成的荧光标记物能与抗体发生免疫反应,引起荧光强度发生变化的一种分析方法。是以小分子的荧光物质标记抗原或抗体,将抗原抗体反应与荧光物质发光分析相结合,用荧光检测仪检测抗原抗体复合物中特异性荧光强度,对液体标本中微量或超微量物质进行定量测定 Q 灵敏度高,无辐射伤害,无环境污染,易自动化。

②按是否加入分离剂分类。分为均相免疫分析、非均相免疫分析。

均相免疫分析：在某些免疫分析中，当抗原-抗体反应达到平衡后，反应液中结合的标记药物与游离的标记约物之中有一种不产生信号或信号消失，因此无需将反应液分作两相，即可在均相溶液中进行测定，故称为均相免疫分析。

非均相免疫分析：在某些免疫分析中，当抗原-抗体反应达到平衡后，只有在反应液中加入分离剂，将游离标记药物和结合标记药物分开之后，才能测出格子部分的标记药物浓度。否则，测定的是两者的总浓度。由于这种信号的测定需将反应也分成液—固两相后才能分别测定，故称为非均相免疫分析。

(5)应用

免疫学分析是根据免疫学的基本原理而建立的对生物体内微量物质的检测技术。任何物质只要可获得相应的特异性抗体，即可用免疫分析法测定。可测定的对象包括：具有免疫活性的免疫球蛋白、细胞因子等；微生物的抗原和相应的抗体；血液凝固因子；以及临床化学测定中微量而难于分离的物质，如蛋白质、激素、药物、毒品等。当今，免疫分析方法不仅可用于测定大分子量物质，而且还广泛用于测定小分子量的药物。特别是在体内药物分析中，已成为一种必不可少的基本检测技术。

例 7-1　微板式化学发光酶免疫分析法临床测定人血清中孕酮

试药：HRP 标记的孕酮；驴抗兔 IgG、孕酮多克隆兔抗、化学发光底物液、去激素人血清和 RIA 孕酮试剂盒；孕酮、睾酮、17β-雌二醇、雌三醇、皮质醇、牛血清白蛋白(BSA-)、水解明胶、8-苯胺基-1-萘磺酸钠盐(ANS)和 Tween-20；其他试剂均为分析纯；实验用水为二次蒸馏水。包被液：0.06mol/L 柠檬酸缓冲液(pH=4.8)。封闭液：0.05mol/L 磷酸盐缓冲液(PBS，pH=7.4，含 1% BSA 和 0.1% proclin-300)。洗涤液：0.05mol/LPBS（含 0.05%Tween-20)。分析缓冲液：0.05mol/L PBS（pH=7.4，含 1%BSA、0.8%水解明胶和 0.1% proclin-300)。

方法和结果：

①校准品的配制：精密称取孕酮加乙醇制成1g/L储备液，-20℃保存。临用时以50%乙醇稀释10mg/L后，使用去激素人血清作为校准品基质，稀释分别得到60、21、7.0、2.0及0.5μg/L的5个浓度的校准品，校准品基质作为零校准点，4℃保存备用。

②驴抗兔IgG的纯化：采用饱和硫酸铵(SAS)法纯化驴抗兔IgG。用紫外分光光度计测其吸光度，按照摩尔吸光系数法计算IgG的浓度。加入0.05%的生物防腐剂proclin300，分装，-20℃保存。

③固相抗体的制备：采用二抗间接包被法制备固相孕酮抗体。装入铝箔袋，抽真空密封后4℃保存备用。

④人血清中孕酮的化学发光酶免疫分析法：在包被好孕酮抗体的微孔板各孔中先后加入50μl孕酮校准品或待测血清，100μlHRP标记物，振荡0.5min使其充分混匀，37℃温育1h。使用自动洗板机洗板5次，在吸水纸上拍干。加入100μl发光底物液，避光反应10min后，将微孔板放入发光分析仪进行读数。

⑤数据处理：使用BHP9504微孔板发光分析仪自带的软件对测得的数据进行处理。以$\mathrm{logit}Y$为纵坐标，$\log X$为横坐标，得到校准曲线：$\mathrm{logit}Y=\log[X(1-X)]$，公式中的$Y=\frac{B}{B_0}$，$B_0$和$B$分别指零校准孔和其他校准孔(或样品孔)的发光计数，X代表孕酮含量。

⑥样品的收集：血样来源于某医院门诊及住院病人。空腹静脉采血，静置，离心沉淀后，取上清液，分装，-20℃保存备用。

讨论：

①通过对各种影响因素如免疫试剂的稀释度、发光底物选择、发光反应时间及温育条件等进行了考察和优化，最终选定的实验条件。孕酮抗体和HRP标记物的最佳稀释度分别为1∶100000和1∶1 5000；选用鲁米诺化学发光底物Ⅱ号，发光反应10min后测定；

37℃水浴条件下温育 1h。

②校准品稳定性考察：采用 37℃加速实验考查校准品稳定性。实验结果表明，可以在 4℃保存较长时间而性质稳定不变。

③方法学的评价：线性：以 $\mathrm{log}itY$ 对 $\log X$ 作图，得到校准曲线的线性回归方程为：

$$\mathrm{log}itY = -1.6412\log X + 1.1514$$

相关系数 r＝0.9972。

灵敏度：对零校准孔进行 10 次平行测定，计算发光强度平均值及其标准偏差，重复实验 5 次，其平均灵敏度为 0.08μg/L。

回收率：分别向男性混合血清中加入 5.0、10 和 20μg/L 孕酮，然后用本法对这些加标样品和男性混合血清中的孕酮含量进行测定。重复实验 5 次，计算得到低、中、高 3 个浓度样品的平均回收率分别为 101％、101％和 94.4％。

精密度：对 3 份不同的血清样品进行分析，每次每个样品做 10 孔平行，连续测定 3 次，分别计算批内变异和批间变异。批内和批间相对标准偏差均小于 15％。

稀释实验：用于考察校准品与样品之间是否同质的问题，也用来检验免疫分析法测定结果的可靠性。实验中用校准品基质依次倍比稀释孕酮高值血清，得到稀释度分别为 1/2、1/4、1/8、1/16 和 1/32 的孕酮血清样品，以稀释度作为 X 轴，样品测得值为 Y 轴，得拟合直线方程

$$Y = 19.591X + 0.6722$$

相关系数：r＝0.9962。结果显示，样品的测得值与其对应的稀释度之间线性良好。

特异性实验：采用 Abraham 的方法计算抗体的交叉反应率。结果一些常见的类固醇激素与孕酮抗体的交叉均小于 1％，说明本方法所选用的抗体特异性很高。

7.5.1.2　色谱分析法

色谱分析法是一种物理或物理化学的分离分析方法，色谱分析法特异性高，可一次同时完成样本中多种药物及其代谢物

检测。气相色谱法(GC)和高效液相色谱法(HPLC),由于实现了高效分离和检测联机,可用微电脑控制层析条件、程序和数据处理,其特异性、灵敏度和重复性均好,若采用内标法定量,还可排除部分操作误差,提高检测结果的可靠性,成为药学工作者不可缺少的分离分析工具。随着药学的迅速发展,色谱法在体内药物分析中的应用愈加广泛,已成为体内药物分离检测的最重要方法。近年来发展的 GC-MS、LC-MS、LC-MS-MS 联用技术,更使这类分析手段的性能极大提高。

例 7-2　反相高效液相色谱法测定氯普鲁卡因血浆药物浓度

氯普鲁卡因是酯类局麻药普鲁卡因的氯化同系物。在临床上应用于硬膜外麻醉、臂丛神经阻滞、局部浸润麻醉等。由于苯环上引入了一个氯原子,使其麻醉效应比普鲁卡因强,痛觉消失和神经阻滞均较快,运动恢复几乎与痛觉恢复同步,而且具有毒性反应小等优点,在临床上广泛应用,尤其适用于产科的麻醉阵痛。但由于氯普鲁卡因易被组织和血浆中的假胆碱酯酶迅速代谢,准确测定其在血液中的浓度是个难点。本实验采用高效液相一紫外双波长检测技术测定血浆中氯普鲁卡因的浓度,为临床研究提供血药浓度的一个分析方法。

色谱条件:

色谱柱为 Waters Spherisorb ODS 柱(4.6mm×250mm,5pm);流动相为 0.01mol/L 的磷酸盐缓冲液(pH=3.0)乙腈(30:70);流速为 1.2ml/min;紫外检测波长为 300nm(氯普鲁卡因)、210nm(利多卡因,内标)。

标准溶液的配制:

精密称取氯普鲁卡因对照品适量,于 100ml 容量瓶中,用蒸馏水溶解并定容,配成浓度为 500.0μg/ml 的储备液。精密量取储备液适量分别稀释成浓度为 0.5、1.0、2.5、5.0、10.0、25.0、50.0μg/ml 的标准溶液。

内标溶液的配制:

精密称取利多卡因对照品适量，于50ml容量瓶中配成浓度为50μg/ml的水溶液作为储备液，再用蒸馏水稀释成10μg/ml的内标溶液。

血样预处理与分析测定：

取动脉血2ml于含有亚砷酸钠（50％，W/V）0.2ml的离心试管中，立即充分振摇，离心分离血浆。精密量取0.5ml血浆于加有30μl内标溶液的玻璃试管中，加入5mol/L氢氧化钠溶液80μl，混匀，加入5ml乙醚（含0.15％的三乙醇胺），涡旋混合2min，以3000r/min离心5min，吸取乙醚层，于40℃下氮气吹干。残渣用磷酸缓冲液150μl溶解，取50μl进样分析。结果：氯普鲁卡因在0.01～25.0μg/ml浓度范围内呈良好的线性，最低检测浓度为0.01μg/ml，该法的萃取回收率大于66.7％，最低检测浓度可达0.01 mg/ml。测得色谱图见图7-1。

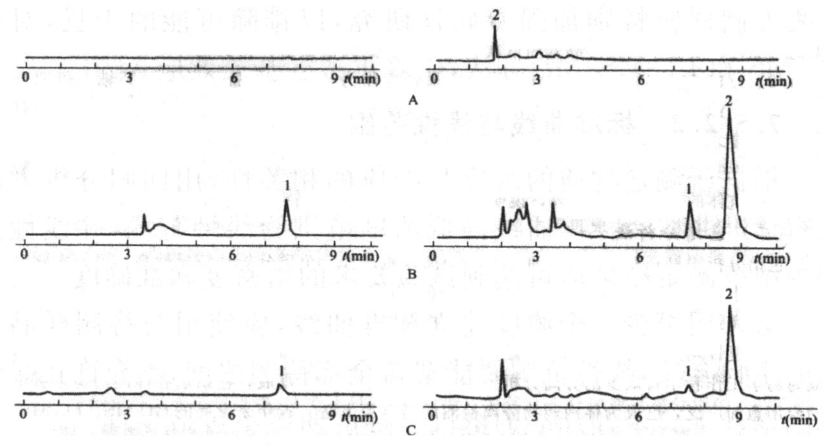

图7-1 高效液相色谱图

1. 氯普鲁卡因；2. 利多卡因

A. 空白血浆；B. 空白血浆加入氯普鲁卡因和内标利多卡因；

C. 受试者硬膜外注射氯普鲁卡因后的血浆样本

左图测定波长为300nm；右图测定波长为210nm

7.5.2 定量分析方法验证

定量分析方法验证项目有:特异性、标准曲线与线性范围、精密度与准确度、定量下限、样品稳定性、提取回收率、质控样品与质量控制。

7.5.2.1 特异性

特异性指某生物存在其他生物所不具备的某些特征的现象。专属性系指在其他成分(如杂质、降解产物、辅料等)可能存在下,采用的方法能正确测定出被测物的特性。在定量分析中,必须证明测定的物质是原形药物或特定的活性代谢物,内源性物质和相应的代谢物及同时服用其他药物不得干扰测定的样品。对于色谱法至少要提供空白生物样品色谱图、空白生物样品加对照品色谱图(注明浓度)及用药后的生物样品色谱图。对于复方制剂应特别加强专属性研究,以排除可能的干扰,对于LC-MS和LC-MS/MS方法,应着重考察基质效应。

7.5.2.2 标准曲线与线性范围

根据所测定物质的浓度与响应的相关性,用回归分析方法获得标准曲线。标准曲线高低浓度范围为线性范围,在线性范围内浓度测定结果应可达到试验要求的精密度和准确度。

必须用至少6个浓度建立标准曲线,应使用与待测样品相同的生物介质,线性范围要能覆盖全部待测浓度,不允许在线性范围以外推算未知样品的浓度。标准曲线不包括零点。

7.5.2.3 精密度与准确度

要求选择3个浓度的质控样品同时进行方法的精密度和准确度考察,低浓度接近定量下限(LLOQ),在LLOQ值的3倍以内,高浓度接近于标准曲线的上限,中间选一个浓度,每一浓度至少测定5个样品。

精密度用质控样品的日内和日间相对标准差(RSD)表示,RSD值一般应小于15%,在LLOQ附近RSD值应小于20%。

准确度是指用特定方法测得的生物样品浓度与真实浓度的接近程度，一般应在85%～115%范围内，在LLOQ附近应在80%～120%范围内。

7.5.2.4 定量下限

定量下限是标准曲线上的最低浓度点，要求至少能满足测定3～5个半衰期时样品中的药物浓度，或C_{max}的1/10～1/20时的药物浓度，其准确度应在真实浓度80%～120%范围内，RSD值应小于20%，信噪比应大于5。

7.5.2.5 样品稳定性

根据具体情况，对含药生物样品在室温、冰冻和冻融条件下以及不同存放时间进行稳定性考察，以确定生物样品的存放条件和时间。

7.5.2.6 提取回收率

应考察高、中、低3个浓度的提取回收率，其结果应一致，精密度和重现性应符合要求。

7.5.2.7 质控样品

质控样品系将已知量的待测药物加入到生物介质中配制的样品，用于质量控制。

7.5.2.8 质量控制

应在生物样品分析方法验证完成之后开始测试未知样品。每个未知样品一般测定一次，必要时可进行复测。生物样品每个分析批测定时应建立新的标准曲线，并随行测定高、中、低3个浓度的质控样品，每个浓度多重样本。每个分析批质控样品数不得少于未知样品数的5%，且不得少于6个。质控样品测定结果的偏差一般应小于15%，低浓度点偏差一般应小于20%。最多允许33%的质控样品结果超限，且不得均在同一浓度。如不合格则该分析批样品测试结果作废。

7.5.2.9 测试结果

应详细描述所用的分析方法，引用已有的参考文献，提供每天的标准曲线、质控样品及未知样品的结果计算过程。还应提供全部未知样品分析的色谱图，包括全部相关的标准曲线和质控样品的色谱图，以供审查。

7.5.3 应用

7.5.3.1 治疗药物监测

治疗药物监测(therapeutic drug monitoring，简称 TDM)是在药代动力学原理的指导下，应用现代化的分析技术，测定血液中或其他体液中药物浓度，用于药物治疗的指导与评价。是最近二十多年来在治疗医学领域内崛起的一门新的边缘学科，其目的是通过测定血液中或其他体液中药物的浓度并利用药代动力学的原理和方法使给药方案个体化，以提高药物的疗效，避免或减少毒副反应；同时也为药物过量中毒的诊断和处理提供有价值的实验依据。在临床上，并不是所有的药物或在所有的情况下都需要进行治疗药物监测。在下列情况下，通常需要进行治疗药物监测。

药物有效血药浓度范围较窄；药物剂量小，毒性大，药代动力学的个体差异很大，不易估计给药后的血药浓度，并且难以通过剂量来控制；病人接受多种药物治疗而有中毒的危险时，要监测血药浓度；某些需长期使用的药物，联合用药可能发生相互作用的药物，长期使用药效和毒性不明确的药物。常规剂量下出现毒性反应，诊断和处理过量中毒，以及为医疗事故提供法律依据。

例 7-3 RP-HPLC 法测定大鼠体内对乙酰氨基酚的血药浓度

对乙酰氨基酚是临床上使用极其广泛的苯胺类解热镇痛药，其过量使用和滥用引起的不良反应和严重的肝毒性已日益引起人们关注。与其他药物中毒不同的是，对乙酰氨基酚血药浓度对指导治疗极为重要，国外已将对乙酰氨基酚血药浓度作为急诊中毒病人的常规检测。

试药：

对乙酰氨基酚对照品（含量 99.5%）；茶碱（含量≥99.5%）。必理通片（每片含对乙酰氨基酚 500mg）甲醇（色谱纯）；实验用水为重蒸馏水。

对照品溶液的配制：

精密称定对乙酰氨基酚对照品约 0.0050g，置于 10ml 量瓶中，用甲醇溶解并稀释至刻度，即得浓度为 0.5mg/L 的溶液，置于冰箱（4℃）备用。内标溶液的配制精密称定茶碱对照品约 0.0226g，置于 250ml 量瓶中，用甲醇溶解并稀释至刻度，即得质量浓度为 90.4mg/L 的内标溶液。

色谱条件：

色谱柱：Welchrom－C_{18}（2－50mm×4.6mm，5μm）；流动相：甲醇-水（20∶80）；流速：1.0ml/min；柱温：30℃；检测波长：248nm；进样量：20μl。

血浆样品处理：

采用眼球取血法，将大鼠全血置于肝素化离心管中，离心 10min（3500r/min）分离血浆，－20℃保存待用。取血浆 100μl 置于 1.5ml 离心管中，加入 300μl 的色谱甲醇（内含茶碱 90.4mg/L），涡漩震荡 2min 后高速离心 10min（10000r/min），分离上清液，吸取 20μl 进样，峰面积内标法定量，测得色谱图见图 7-2。

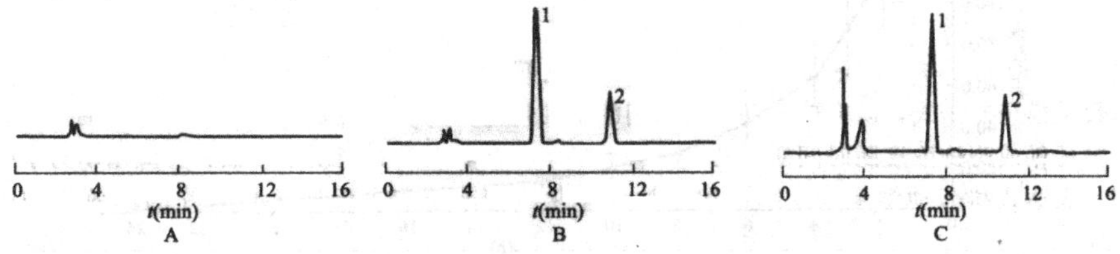

图 7-2 对乙酰氨基酚血浆样品色谱图

A. 空白血浆；B. 空白血浆＋对乙酰氨基酚；C. 血浆样品

1. 对乙酰氨基酚；2. 内标：茶碱

动物实验：

SD大鼠8只，雌雄各半，体重量(250±20)g，禁食12h后灌胃口服对乙酰氨基酚(必理通片，每片含对乙酰氨基酚500mg)300mg/kg，分别于服药前和服药后0.33、0.5、1、1.5、2、3、4、6、8、10、12和24h眼球取血0.3ml，置于肝素化试管中，立即离心10min(3000r/min)，分离血浆－20℃冰箱中待测，结果得到对乙酰氨基酚的平均血药浓度-时间曲线，见图7-3。血药浓度数据采用中国药理学会编制的3P87药代动力学程序经计算机自动迭代拟合。

结果：

血浆中杂质不干扰样品的测定，对乙酰氨基酚血药浓度在2.00～700.0mg/L范围内线性关系良好(r=0.9997)，最低定量限为2.0mg/L，高、中、低浓度的日内和日间变异均小于10.0%，提取回收率在95.31%～98.61%，相对回收率在99.87%～104.67%。对乙酰氨基酚在大鼠体内的药代动力学过程呈现一级吸收的二室模型，主要药动学参数：t_{max}为(0.78±0.18)h，C_{max}为(158.99±26.08)mg/L，$t_{1/2Ka}$为(0.24±0.09)h，$t_{1/2Ke}$为(3.76±0.25)h，AUC_{0-24}为(718.71±143.03)mg·h/L，$AUC_{0-\infty}$为(757.16±155.29)mg·h/L。

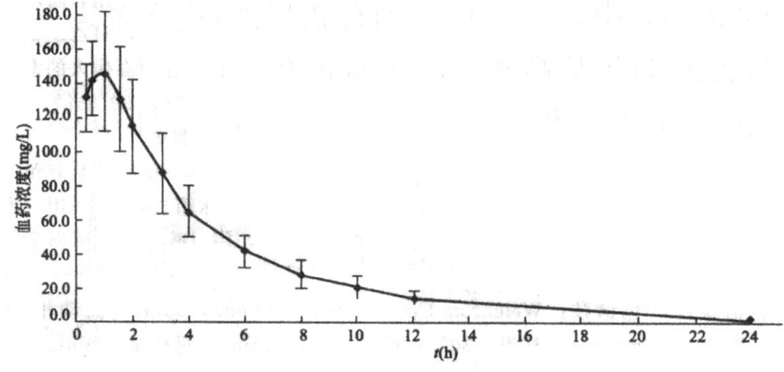

图7-3　8只SD大鼠灌胃对乙酰氨基酚300mg/kg后平均血浆药物浓度-时间曲线

7.5.3.2　药代动力学

药代动力学(pharmacokinetics,PK)简称药动学,从广义上讲,泛指研究药物的体内过程即机体对药物的吸收、分布、生物转化和排泄过程及其量变规律。狭义的药动学则是指以数学模型和公式,研究体内药物随时间的量变规律。药动学主要用于:

①建立监测个体的体内药量或药物浓度随时间变化的数学表达式,并求算出有关药动学参数;

②应用动力学模型、表达式和药动学参数,制定和调整个体化的用药方案,保证药物治疗的有效性和安全性。

药物的体内过程一般包括吸收、分布、代谢(生物转化)和排泄过程。为了定量地研究药物在上述过程中的变化情况,用数学方法模拟药物体内过程而建立起来的数学模型,称为药物动力学模型。常用的有房室模型和消除动力学模型。药物在体内的转运可看成是药物在隔室间的转运,这种理论称为隔室模型理论,隔室模型有单隔室模型、二隔室模型、多隔室模型。

消除是指体内药物不可逆失去的过程,它主要包括代谢和排泄。其速度与药量之间的比例常数 K 称为表观一级消除速度常数,简称消除速度常数,其单位为时间的倒数,K 值大小可衡量药物从体内消除的快与慢。

药物从体内消除途径有:肝脏代谢、肾脏排泄、胆汁排泄及肺部呼吸排泄等,所以药物消除速度常数 K 等于各代谢和排泄过程的速度常数之和,即:

$$K=K_b+K_e+K_{bi}+K_{lu}+\cdots\cdots$$

消除速度常数具有加和性,所以可根据各个途径的速度常数与 K 的比值,求得各个途径消除药物的分数。

清除率(clearance,CL)是机体消除器官在单位时间内清除药物的血浆容积,也就是单位时间内有多少毫升血浆中所含药物被机体清除。

当血浆和组织内药物分布达到平衡后，体内药物按此时的血浆药物浓度在体内分布时所需体液容积称表观分布容积（apparent volume of distribution，V_d）。

经任何给药途径给予一定剂量的药物后到达全身血循环内药物的百分率称生物利用度（bioavailability）。

主要的药物动力学参数为消除半衰期（$t_{1/2}$）、峰浓度（C_{max}）、峰时间（t_{max}）和血药浓度-时间曲线下面积 AUC 等。

生物半衰期（Half-life time）简称半衰期，即体内药量或血药浓度下降一半所需要的时间，用 $t_{1/2}$ 表示，单位为时间。$t_{1/2}$ 也是衡量药物消除速度快慢的重要参数之一。药物的生物半衰期长，表示它在体内消除慢、滞留时间长。

生物利用度是指制剂中的药物被吸收进入血液的速率和程度。生物等效性是指一种药物的不同制剂在相同的试验条件下，给以相同的剂量，反映其吸收速率和程度的主要动力学参数没有明显的统计学差异。

体内药物药代动力学的分析，主要是运用色谱法，如HPLC、GC 以及 GC-MS、LC-MS、LC-MS-MS 联用技术，也可用其他检测方法如免疫分析法、光谱法、生物学方法或生物化学方法对体内药物动力学的参数进行测定。

例 7-4　利巴韦林注射液大鼠体内药代动力学研究

动物：

Wistar 种大鼠，♀♂兼用，体重 250～300g。

试药：

利巴韦林注射液（规格：0.1 g/2ml）；利巴韦林标准品（纯度：99.99%）；肝素钠注射液；5%葡萄糖注射液；高氯酸、正庚烷等均为分析纯。

色谱条件：

色谱柱为 Diamonsil C_{18}（200mm～4.6mm，5μm），预柱为 YWG-C_{18}（10mm×4mm，5μm）；流动相为水；流速为 1.0ml/min；柱温为室温；检测波长为 207nm；灵敏度为 0.0005。

血浆样品采集与处理：

10 只大鼠禁食 12h，自由饮水，静脉注射利巴韦林注射液 5.0mg/100g，于给药后 5、10、20、40min，1.5、3、6、9、12h 眼眶静脉取血 0.5ml，经肝素抗凝后 3000r/min 离心 15min，吸取 200μl 血浆。加入 20% 高氯酸 100μl，涡旋混合 3min，3000r/min离心 15min，吸取上清液。加入 200μl 正庚烷，涡旋混合 5min，3000r/min离，10min，精密吸取下层 20μl 进样分析。用外标法测定。

标准曲线的制备：

取空白血浆 200μl，加入利巴韦林系列标准品适量，配制成相当于血浆药物浓度为 0.1、0.4、1.0、2.0、4.0、8.0、16.0、32.0μg/ml 的血浆样品，进样分析记录色谱图。

结果：

①保留时间：取空白血浆、加入一定浓度对照品溶液的空白血浆及受试大鼠静脉注射利巴韦林注射液后采集的血浆，按血浆样品采集与处理，以上述色谱条件进样测定下，血浆样品中利巴韦林的保留时间约为 7min，血浆中的内源性物质不干扰测定，见图 7-4。

②试验结果：血浆中利巴韦林在 0.1～38μg/ml 范围内线性良好，最低检测浓度为 0.03μg/ml。低、中、高 3 个浓度的样品（QC 样品）0.5、2.0、30μg/ml 日内及日间精密度 RSD 为 5.91%和 9.54%。药代动力学参数大鼠静脉注射利巴韦林注射液后的血药浓度数据用药代动力学软件 3p87 进行处理，结果利巴韦林在大鼠体内符合二室模型。主要的药动学参数如下：$T_{1/2(\alpha)}$ 为 10.82±2.66min，$T_{1/2(\beta)}$ 为 180.0±27.69min，AUC 为（1109.0±212.0）mg·min/L，$CL_{(S)}$ 为（0.032±0.009）kg/（L·min）。

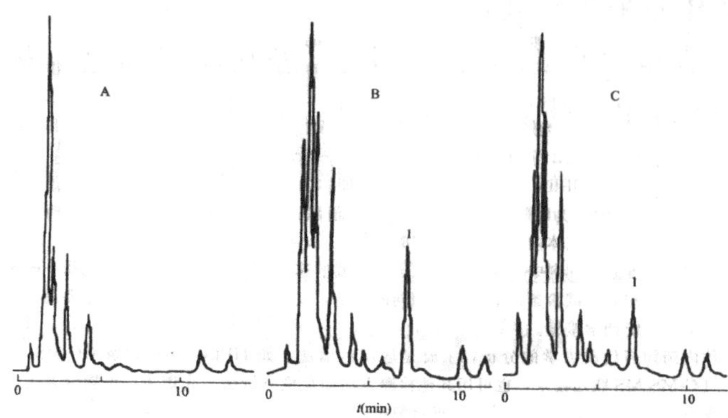

图 7-4　大鼠血浆利巴韦林色谱图

A. 空白血浆　B. 空白浆加利巴韦林　C. 样品

1. 利巴韦林

参考文献

[1]刘文英．药物分析[M].6版．北京：人民卫生出版社，2008.

[2]冯芳．药物分析[M]．北京：化学工业出版社，2003.

[3]晁若冰．药物分析[M]．北京：人民卫生出版社，2007.

[4]李好枝．体内药物分析[M]．北京：中国医药科技出版社，2003.

[5]姚彤炜．体内药物分析[M]．杭州：浙江大学出版社，2001.

[6]张君仁，臧恒昌．体内药物分析[M]．北京：化学工业出版社，2003.

[7]郑虎．药物化学[M].6版．北京：人民卫生出版社，2007.

[8]尤启东．药物化学[M]．北京：化学工业出版社，2003.

[9]梁生旺．中药制剂分析[M]．北京：中国中医药出版社，2007.

[10]国家药典委员会．药品红外光谱集[M]．第三卷．北京：化学工业出版社，2005.

[11]蔡宝昌．中药制剂分析[M]．北京：高等教育出版社，2007.

[12]傅强．药物分析实验方法学[M]．北京：人民卫生出版社，2008.

[13]齐永秀．药物分析[M].2版．北京：中国医药科技出版社，2001.

[14]国家药典委员会．中华人民共和国药典2010年版[M]．北京：中国医药科技出版社，2010.

[15]国家药典委员会．中华人民共和国药典2005年版[M]．北京：化学工业出版社，2005.

[16]国家药典委员会．中华人民共和国药典 2000 年版[Z]．北京：化学工业出版社，2000.

[17]俞松林．药物分析[M]．北京：中国医药科技出版社，2008.

[18]徐溢．药物分析[M]．北京：化学工业出版社，2009.

[19]于治国，宋粉云．药物分析[M].2 版．北京：中国医药出版社，2010.

[20]周宁波，李玉杰．药物分析[M]．北京：化学工业出版社，2010.

[21]牛彦辉．药物分析[M].2 版．北京：人民卫生出版社，2008.